# RELAJACIÓN

*Una Guía Completa de Yoga Para Principiantes, Terapia de Masajes y Aceites Esenciales*

**John Carter**

# YOGA PARA PRINCIPIANTES

*Una Guía Integral Para Poses De Yoga Y Una Energía Duradera*

# © Copyright 2019 por John Carter

## Todos los derechos reservados.

La información aquí ofrecida es únicamente con propósitos informativos, y es universal como tal. La presentación de la información se realiza sin contrato o ningún tipo de garantía.

Las marcas registradas son usadas sin ningún consentimiento, y la publicación de la marca registrada se realiza sin permiso o respaldo del propietario de la marca registrada. Todas las marcas y marcas registradas en este libro son solo para propósitos de aclaración y son propiedad de sus propietarios, no afiliados con este documento.

# TABLA DE CONTENIDO

# CAPÍTULO 1: ERASE UNA VEZ UN YOGI

El mundo de hoy en día está lleno de opciones para mantenerse en forma. Los métodos fitness pasan por varias fases de interés. Siempre hay una "nueva" forma de mantener el cuerpo en forma o tonificado apareciendo en el mercado. Existen los viejos ejercicios para la construcción de masa muscular involucrados en el entrenamiento de fuerza y peso. También hay otras formas que atraen a las mujeres como jazzercise, y NIA. Sin embargo, una de las constantes durante las últimas 4 décadas ha sido el yoga.

La gente recurre al yoga por muchas razones. Estas varían desde el manejo del estrés hasta la prevención de problemas de salud. El yoga es usado para ayudar a la gente a superar las adicciones. También están aquellos que deciden hacer yoga simplemente porque es "tendencia." Asisten a las clases de yoga en los estudios de yoga porque una celebridad decide respaldarlo. También existe el atractivo de lograr el "cuerpo de yoga."

El yoga se trata de lo físico – se trata de mejorar y tonificar el cuerpo. Sin embargo, el yoga también se trata del desarrollo espiritual de una persona. En realidad, el yoga es una combinación de movimientos y posiciones diseñadas para desarrollar un vínculo entre la cabeza y la consciencia. Dependiendo del tipo de yoga que elijas, y existen muchas formas, el enfoque estará en los ejercicios o posiciones (asana) o el desarrollo de la consciencia. El yoga incluye intencionalmente aspectos del desarrollo de la consciencia tanto de lo físico como de lo espiritual. Esta es una parte integral de una tradición antigua que no puede y no separa el cuerpo del espíritu/mente/alma.

Los siguientes capítulos abrirán sus puertas al mundo del yoga. Explicarán y simplificarán lo que puede convertirse en un tema complicado. La intención de este libro es exponer al principiante los diferentes aspectos del yoga. Se analizará la tipología del yoga así como sus fundamentos. Los capítulos examinarán los diferentes enfoques del yoga, así como los elementos esenciales que necesitarás practicar.

Al hacerlo, este libro le proporcionará la información necesaria para hacer que cualquier principiante se inicie en el camino correcto. Para empezar con el pie derecho, sin embargo, es necesario entender dónde se originó la práctica del yoga y las tradiciones. Como resultado, empezarás el viaje primero mirando brevemente la historia y filosofía del yoga.

# CAPÍTULO 2: TODO COMENZO EN LA INDIA

El arte del yoga tiene una historia antigua y venerada. Es ciertamente uno de los sistemas de ejercicios más antiguos registrados. Al igual que muchos otros tipos de tradiciones alternativas que combinan mente y cuerpo en una sola forma, es una práctica que percibe al cuerpo y la mente como una entidad única en la búsqueda de la salud perfecta. Sin embargo, la salud perfecta es lograda únicamente mediante el reconocimiento físico y espiritual. El cuerpo debe tener equilibrio. El fundamento de esta unificación data de los orígenes del yoga en la antigua India.

## HISTORIA INICIAL

La historia del yoga se puede dividir en periodos:

Védico,

Pre-Clásico,

Clásico y

Post-clásico.

Los orígenes del yoga se remontan aproximadamente hace 5,000 años en la India. El en siglo VI a.C., Siddharta Gautama recibió la iluminación a la edad de 35 años. Este fue el principio de una conexión estrecha entre el Budismo y el yoga. De hecho, el Budismo, la meditación y las posturas físicas del yoga son una parte integral de la mayoría de las prácticas.

Al principio, la tradición era oral. Los practicantes escribían y hablaban en Sánscrito dentro de las paredes de los monasterios. Los escritos sobre el yoga no aparecieron hasta hace 2,500 años. Esta mención oficial del yoga proporcionó el registro más antiguo de la catalogación de un desarrollo consciente del espíritu y cuerpo humano.

El periodo inicial del yoga se conoce como el periodo preclásico. Durante este tiempo, del año 1000 al 100 a.C, el yoga debutó en los escritos de *Bhagavad Gita* o *Canto del Señor* (que data del año 500-300 a.C). Este poema épico se refiere al yoga como una "destreza en acción," "ecuanimidad" y "equilibrio." Otra obra de este periodo fue el *Yoga Darshama* o *Yoga Sutras*. Esta obra vinculada para siempre con el legendario Pantajali y fue escrito alrededor del año 200 a.C. Esta obra y las enseñanzas de Pantajali fueron los responsables de los fundamentos del enfoque Clásico o la escuela de yoga.

La escuela de yoga Clásica se enfocaba y sigue enfocándose en las enseñanzas del *Bhagavad Gita*. Actualmente es la forma más antigua de enseñanza de yoga. Los 195 hilos (sutras) intentan estandarizar los varios enfoques a la práctica. Todos los practicantes deben seguir el Óctuple Sendero del Yoga. También es conocido como las 8 Extremidades del Yoga Clásico.

Detrás del propósito de estas 8 extremidades estaba el concepto de separación de la materia (prakati) y espíritu (purusha). Pentajali sintió que el practicante individual necesitaba separar los 2 para lograr la limpieza del espíritu.

# HISTORIA DEL YOGA HASTA LA DÉCADA DE 1940

El Yoga Post-Clásico se enfoca más en el presente. Desde el siglo VII hasta el XVII, el enfoque pasó a ser no dualista. Los nuevos practicantes del Yoga no veían la separación entre el yo transcendental y la realidad trascendental o absoluta. Esto dio como resultado la creación del Yoga Hatha.

En el Reino Tailandés y en todo Asia, la práctica declinó y creció de acuerdo con el temperamento de los tiempos. Aunque permaneció vivo en varios monasterios, solo se aventuró públicamente bajo gobernantes favorable. Este fue el caso en el siglo XVIII en Tailandia bajo el reinado del Rey Rama I y más tarde en el reinado de su predecesor el Rey Rama III en el siglo XIX. Ellos mantuvieron viva la práctica del yoga mediante la construcción de estatuas representando posturas de yoga.

En el siglo XIV, el yoga empezó su migración hacia el occidente. Primero fue examinado como un enfoque filosófico oriental. Los profesores universitarios en Inglaterra durante los años 1800 lo miraron como una manifestación de la religión asiática. El enfoque estaba en sus aspectos de salud y la implementación de un régimen vegetariano o vegano. Para finales de década de 1890, estaba en camino de convertirse en parte de la vida intelectual norteamericana.

La práctica actual del yoga llegó a los Estados Unidos entre 1920 y 1924. Las restricciones en la inmigración india la ralentizaron después de 1924 hasta la década de 1930. Paul

Brunton presentó a los lectores el tema en 1934, Jiddu Krishnamurti proporcionó orientación en el yoga Jhana. Durante este periodo se le unieron Iyengar y Desikachar, por nombrar algunos.

# HISTORIA DEL YOGA MODERNO

Las décadas de 1940, 1950 y 1960 vieron un mayor crecimiento en los Estados Unidos y Europa. Theo Barnard escribió su clásico sobre el tema – *Yoga Hatha: El Informe de una Experiencia Personal* en 1947. Richard Hittleman escribió *El Plan de Yoga de Veintiocho Días* en 1961. Él era discípulo de Ramana Maharashi. También fue en la década de 1960 que se produjo una gran influencia en varios maestros de yoga incluyendo a Maharishi Mahesh Yogi. Su asociación con los Beatles garantizó el interés del público.

Entre 1960 y 1980, el interés en el yoga y en sus varios enfoques se disparó. Yogi Bhajan optó por romper con el enfoque tradicional y enseñó abiertamente el Yoga Kudalini. Swami Vishnudevananda escribió el *Libro Completo Ilustrado del Yoga* mientras que Swami Satchitananda inspiró a la generación de Woodstock. El Yoga también se puso a disposición de los televidentes. Lilas Folan tenía una serie "Lilas Folan – Lilas, Yoga y Tú" que se transmitió desde 1970 hasta 1979.

A partir de 1980, más y más escuelas que enseñaban yoga se convirtieron en la norma. El yoga Hatha se convirtió en la forma más común, pero otras también incursionaron en lo que ahora es parte de una industria del fitness holístico. Sin embargo, el yoga es mucho más que el estudio de posturas del cuerpo y movimientos. Es una práctica de meditación y una forma de unificar varios aspectos de la forma humana. No es simplemente un método de tonificar el cuerpo, también es una filosofía.

# FILOSOFÍA DEL YOGA

El Yoga es una práctica que permite a las personas mejorar tanto su cuerpo como su espíritu. La filosofía del yoga es dirigir a las personas en un viaje para descubrir la unidad de sus partes. Pueden hacerlo mediante la separación de los aspectos y trabajando en 1 o el otro. También podría considerar el perfeccionamiento de 1 o el perfeccionamiento del otro.

El Yoga es solo 1 de los 6 sistemas que componen la filosofía india. Es una disciplina ética. Ofrece a las personas una forma de vivir sus vidas neutralmente. La filosofía del yoga refleja fuertemente las enseñanzas budistas sobre la naturaleza de la existencia. De acuerdo con esta filosofía religiosa, el mundo es esencialmente una ilusión. Las realidades externas no son la verdad. En realidad nada existe fuera y más allá de la mente y de su estado de consciencia.

La filosofía del Yoga fomenta la unión o conexión del cuerpo mediante rituales y prácticas específicas para buscar las verdades universales y eternas. La mente usa la fina tonificación del cuerpo para hacer su salto desde el mundo mundano, inquieto y práctico hacia el reino místico, tranquilo y espiritual. El yoga calma la mente inquieta y ayuda a las personas a redirigir su energía desde las prácticas aburridas e inútiles de la vida hacia caminos productivos. Enseña a las personas a vivir una vida sin excesos, liberándolos del dolor y la pena.

La filosofía del yoga no está enfocada en obtener fuerza física. Su verdadera dirección se orienta hacia lo espiritual y metafísico. Se refiere a la fuerza interior. Al tonificar el cuerpo y perfeccionar la mente, el yoga busca y ayuda a sus practicantes a encontrar la unión entre los aspectos físico, emocional, mental e intelectual de sus vidas. Opta por crear desde un camino de vida sin armonía y propósito, hacia una vida y estilo de vida integrado, con propósito, útil e incluso noble.

# **CONCLUSIÓN**

La historia del yoga es la de la humanidad buscando un enfoque filosófico al concepto de la unión de cuerpo y mente. Es un intento antiguo de alinear los diferentes componentes de la humanidad para crear un todo unificado. Originalmente era parte integral de una práctica religiosa, el yoga se ha convertido en una entidad separada. Existe por y para sí mismo.

Ahora el yoga es un camino espiritual así como un régimen de fitness físico. Es la unión del yo individual con el yo del universo además de un medio para estar en forma. Todos esperan algo distinto de la práctica del yoga moderno. Los practicantes ofrecen promesas tentadoras. Las escuelas se enfocan en uno de muchos aspectos. Al final, lo que los estudiantes derivan de su propia experiencia en el yoga depende de su elección de profesor y tipo de escuela. Existen muchos caminos a seguir en el yoga. El capítulo 4 tomará en consideración algunos de los mayores y algunos de los menores. Antes de eso, sin embargo, deberías considerar por qué deberías hacer yoga o por qué no.

# CAPÍTULO 3: ¿POR QUÉ YOGA? POR QUÉ NO

Muchas personas diferentes buscan encontrar una respuesta en el yoga. Ya sea que busquen el significado de la vida o un cuerpo ideal, están buscando encontrar su propia solución en las prácticas. Parte de la creencia promedio de las personas en el yoga radica en los beneficios que perciben.

## **BENEFICIOS**

Hay muchas afirmaciones hechas en nombre del yoga. Éstas varían desde la máxima unificación entre el cuerpo y las verdades universales hasta un cuerpo sano. En esencia, los beneficios esenciales del yoga radican en 2 áreas: física y espiritual. Los efectos físicos pueden ser enumerados de la siguiente manera:

- El Yoga desarrolla la fuerza física

- El Yoga tiene un efecto positivo sobre la columna vertebral

- El Yoga ofrece ejercicios especiales que pueden ayudar a varias enfermedades y problemas de salud

- Un cuerpo saludable ayuda a crear una mente sana

- Las prácticas de yoga aumentan la esperanza de vida

- El yoga fortalece todo el sistema central mediante una mejor circulación sanguínea

- El yoga reduce la presión arterial disminuyendo problemas de apoplejía y enfermedades cardiacas

- El uso de la respiración da como resultado un aumento en la capacidad pulmonar y una mayor resistencia

- Los estiramientos reducen la rigidez de los músculos mediante la liberación de ácido láctico

- El yoga puede ayudar a reducir el peso

- El yoga puede ayudar a disminuir la depresión

- El yoga también es beneficioso para tratar problemas del sistema reproductivo femenino, por ejemplo, la menopausia, el ciclo menstrual

Las afirmaciones sobre los beneficios del yoga se basan en la implementación regular de un régimen de posiciones de yoga específicos. Al estirar el cuerpo, el yoga ayuda a la persona a fortalecer la columna vertebral. Al estirar la columna vertebral también aumenta la elasticidad de la espina dorsal y otras partes del cuerpo. Esto aumenta la flexibilidad del cuerpo y ayuda a la persona a relajarse y concentrarse. Al mismo tiempo, los estiramientos reducen la rigidez y ayuda a la persona a evitar o disminuir los casos de dolor, tensión, fatiga y rigidez.

Los movimientos de yoga también aumentan el flujo de sangre. Este aumento en la circulación asegura que el cuerpo mantenga un flujo saludable mientras que mejora el sentido general de bienestar. La mejora en la circulación sanguínea también ayuda a aliviar dolores menores y es útil para ciertas condiciones de salud. En particular, el yoga puede ayudar a reducir la presión arterial mediante ejercicios de yoga que impactan, de forma positiva, en condiciones como hipertensión, apoplejías y enfermedades cardiacas.

Quizá lo mejor del yoga es su falta de efectos secundarios. El yoga estimula el alivio de problemas menores. Y lo hace en un corto periodo de tiempo. Debido a que el yoga funciona induciendo la liberación de ciertos químicos beneficiosos de manera natural en el cuerpo, no tiene efectos secundarios desagradables.

Como resultado, el yoga puede proporcionar una experiencia positiva para el cuerpo de una persona mientras le ofrece ciertos beneficios para su salud. También puede estimular el desarrollo mental y espiritual. Si un practicante decide ir más allá de las promesas físicas del yoga, podría experimentar una forma de desarrollo personal o incluso de iluminación.

- El yoga es parte de un camino filosófico. Abre la mente para explorar el mundo interior

- El yoga proporciona las herramientas básicas para un viaje interior intenso.

- El yoga se trata del empoderamiento de la persona

- El yoga también se trata del camino personal del individuo hacia la unificación con el universo

- Solo si la persona ha dominado complemente su cuerpo puede ser libre en espíritu o alma

# EXEPCIONES

Ciertamente, el yoga intenta purificar tanto el cuerpo como la mente. Sin embargo, el yoga no es para todos. Hay algunos que necesitan bajar el tono de su práctica o evitar el yoga por completo. Ciertos tipos de yoga, en particular no son adecuados para todos.

El yoga en la tradición tailandesa puede parecer una cura para todo, pero no es una práctica adecuada para personas con problemas cardiacos. No es útil para personas con hipertensión. Esto es particularmente cierto si la persona planea hacer inversiones. Esto es contraproducente y puede llevar a mayores complicaciones.

Si tienes una hernia discal u osteoporosis, no practiques el yoga tailandés. Si tienes una fractura no practiques ninguna forma de yoga a menos que se haya calcificado. Las personas que padecen otros problemas óseos como discos degenerativos y enfermedades degenerativas de los huesos no son buenos candidatos para el yoga. Las asanas ponen demasiada presión sobre esos huesos frágiles.

Ciertos tipos de yoga requieren modificación. Esto es cierto en el caso de mujeres embarazadas. Una vez que alcanzan cierta etapa, las asanas de yoga requieren ser ajustadas para evitar problemas de salud. Además, los practicantes no lo recomiendan para altos niveles de estrés psicológico y emocional.

En general, recuerda esto. El yoga no es una cura para todo. Si estás enfermo, consulta al médico. Si tienes alguna duda, habla con tu médico y con un practicante de yoga calificado. Estas personas pueden ayudarte a decidir si puedes hacer yoga o no.

# CONCLUSIÓN

Para muchos, los motivos para tomar el yoga son simples. Ellos quieren un cuerpo fantástico y flexible. Otros eligen esta forma de práctica corporal para alejar ciertos problemas físicos o de salud. Para otros, sin embargo, el yoga no es más que un peldaño en la escalera. Es el primer paso que los lleva al autoconocimiento. Ciertamente existen muchos motivos para tomar el yoga. Afortunadamente, los diferentes tipos de yoga actualmente ofrecen a las personas las varias respuestas que están buscando. El capítulo 4 te proporcionará los fundamentos de los tipos básicos de yoga.

# CAPÍTULO 4: CAMINOS AL YOGA

Es verdaderamente posible para una persona, religiosa o atea, joven o vieja, en perfecta forma o no, física o espiritual por naturaleza, encontrar y disfrutar del yoga. Existen varios tipos diferentes que se enseñan de formas distintas y están orientados hacia diferentes objetivos. Desde lo físico hasta lo espiritual, las prácticas de yoga satisfacen las necesidades de pensadores modernos y tradicionales por igual. A continuación se presenta una mirada concisa a las ofertas actuales así como su lugar dentro del espectro de la filosofía del yoga.

## TIPOLOGÍA – VISIÓN GENERAL

Algunos  expertos dicen que puede dividirse en 2 tipos básicos:

Clásico y

post-clásico.

Otros subdividen la forma general por sus orígenes:

Tibetano,

Japonés y

Chino.

Otras personas consideran que todas las corrientes del yoga moderno son una escuela del Hatha yoga. En realidad esto es cierto en el caso del Astanga Yoga, Astanga Vinyasa Yoga, Iyengar Yoga y el Kundalini Yoga. Esto no es cierto para el Bhakti Yoga que es anterior al Hatha Yoga.

Otra forma de diferenciar o clasificar el yoga es de acuerdo a su propósito. El Yoga Integral, por ejemplo, está diseñado para ayudar a la persona a desarrollar cada aspecto de su ser. El Mantra Yoga, sin embargo, se enfoca en la importancia del sonido, mientras que el Jnana Yoga se centra en la filosofía del yoga. El Kripalu Yoga hace énfasis en un enfoque determinado mientras que el Bikram Yoga se realiza en estudios calentados a 100°F con 70% de humedad. Existe un yoga para mejorar tu vida sexual y un yoga para abordar problemas de autoestima. Puedes encontrar libros de yoga para usuarios de computadora, adolescentes y niños. Existe un yoga adecuado para el carácter y propósito de cada persona.

## ANANDA YOGA

Ananda Yoga es una forma clásica de yoga. Es una variación del Hatha Yoga. Los partidarios de este Ananda Yoga afirman que están devolviendo al Hatha Yoga a su naturaleza espiritual fundamental. Ellos sienten que sus movimientos se enfocan en la verdadera quintaesencia que define al yoga.

El proceso del Ananda Yoga es gentil. Las asanas (posturas de Yoga) tienen la intención de ayudar al cuerpo a buscar la armonía. Los movimientos ayudan a impulsar el flujo de energía desde el interior del cuerpo hasta el cerebro. Aquí, ayuda a crear las condiciones ideales para la meditación. Las posturas también ayudan al practicante a alinear el cuerpo. La práctica exige que se preste atención la respiración adecuada.

Para alcanzar el máximo nivel de integración y armonía de los aspectos físicos, mentales y espirituales de tu ser se requiere dedicación a las siguientes prácticas:

- El uso de Asana o posturas de yoga

- La práctica de Pranayama o técnicas de respiración especiales

# ANUSARA YOGA

Anusara tiene varios significados o interpretaciones diferentes. Entre ellas se encuentran "Fluir con Gracia," "Seguir tu Corazón" y "Fluir con la Naturaleza." Anusara nació en 1997. Su fundador fue John Friend, un americano. Esta, como muchas de las formas actuales de yoga, es una variación o versión del Hatha Yoga. El enfoque filosófico encuentra su fuente en las enseñanzas Tántricas. Esto da como resultado un énfasis en los aspectos positivos de la vida así como en la alineación física.

A diferencia de muchos tipos de filosofía, el enfoque adoptado por el Ansuara Yoga sostiene y refuerza la premisa en la bondad inherente en todos los seres vivos. Esto agrega un ligero toque a las clases. Algunos se refieren al Ansura Yoga como un yoga juguetón. Sin embargo, su enfoque abierto está contenido dentro de una conformación muy estricta de los principios estrictos que rigen la alineación del cuerpo físico. Estos son llamados los Principios Universales de la Alineación.

Anusara es 1 de los varios tipos de yoga que utilizan accesorios durante la práctica. Se basa en las tres Aes: "Actitud, Alineación y Acción·. Una clase estándar es la siguiente:

- Invocación

- Asignación de un tema orientado al corazón

- Atención prestada a los Principios Universales de la Alineación

- Posturas o poses compuestas por cualquiera de las 250 posturas del Anusara Yoga

- La clase concluye con Savansana o Meditación

La práctica del Anusara Yoga tiene una intención singular. Ayudar a los estudiantes  abrir sus mentes y corazones. Al hacerlo, se espera que puedan establecer una conexión completa con lo más divino que se encuentra en ellos mismos y en los demás.

## ASHTANGA/ASTANGA) YOGA O ASTANGA VINYASA YOGA

El nombre de Astanga Yoga se deriva de las 8 extremidades o astangas. Ashtanga Vinyasa Yoga le debe su existencia a Tirumalai Krischnamacharya. Él desarrolló una versión de este tipo de yoga en la década de 1930. Empezó con una versión clásica del yoga y transformó las posturas clásicas en 3 secuencias estandarizadas. Estas son básica, intermedia y avanzada. Cada grupo permite a los estudiantes proceder de acuerdo a sus propias habilidades. Este Krischnamacharya enseñó su propia escuela o yogashala en Mysore hasta 1950. Se enfocaba en la exigente vinyasa o posturas conectoras para unificar el flujo desde una postura del yoga hasta otra postura del yoga mientras las ata mediante el sistema de respiración adecuado.

Dos de los más renombrados maestros vienen de esta escuela, ellos son Sri K. Pattabhi Jois, Indra Devi y B. K. S. Iyengar. Cada uno fundó una escuela de yoga. Jois se convirtió en el nuevo líder de la práctica de Astanga/Ashtanga Vinyasa Yoga. Se popularizó con el nombre de Yoga Astanga.

El Astanga Yoga es uno de los tipos de yoga físicamente más desafiantes. Es muy exigente. Aunque la meditación es un componente, el enfoque está en otro sitio. Los practicantes deben sincronizar las acciones de respiración —hacia adentro y hacia afuera, inhalando y exhalando en un patrón específico, con movimientos particulares. Estas posturas proceden en grados y complejidad del 1 al siguiente. El ritmo y complejidad de las posturas se acumulan rápidamente a medida que una acción fluye hacia la otra. Esto podría compararse a un entrenamiento ya que los movimientos tienen un impacto físico en el cuerpo. El cuerpo se calienta y expulsa las toxinas internas mediante la sudoración.

El Astanga Yoga se trata de incrementar la fuerza, Resistencia y flexibilidad. Esto hace que no sea una buena opción para principiantes. Un completo novato debe buscar en otra topología. Sin embargo, si tienes algún conocimiento básico sobre el yoga, puedes avanzar y dominar varias de las posturas demandantes, avanzado desde el nivel 1 al siguiente.

Aunque es una práctica cuestionable para los principiantes, el Astanga Yoga es ideal para los atletas. Presiona para extender los límites a medida que una serie de poses fluye hacia la siguiente. Una vez que lo ha dominado, el practicante avanza al siguiente nivel. Sin embargo, todo empieza con las mismas prácticas fundamentales. Estas incluyen:

- Mantra
- Control de la respiración usando la respiración ujjaya, mala bandha y uddiyana bandha
- Enfocando los ojos Drishtis – son 9 posibles variaciones
- La serie comienza con el Saludo al Sol
- Fluye a través de la secuencia dentro de cada una de las series
- Enfriamiento al final de cada secuencia con posees, meditación y Savansa

La combinación del enfoque, respiración y postura forman lo que se llama Tristhana. El movimiento de una serie a la siguiente ayuda al desbloqueo. Con frecuencia, el Astanga Yoga se realiza en habitaciones cálidas o calientes. Esto reduce la posibilidad de distensión muscular debido a la intensidad de la práctica. El calor de la habitación también simboliza el fuego espiritual interno o interior. A medida que el cuerpo se calienta durante la práctica del Astanga Yoga, el fuego espiritual interior quema el manto de la ilusión, fantasía e ignorancia para destruir la fuente de los problemas internos – el ego.

# BHAKTI YOGA

El Bhakti Toga también es conocido como "yoga devocional." Precede al Yoga Hatha. El Yoga Bhaktri se enfoca en la entrega del propio ser a lo divino. Es una forma de yoga devocional. En algunas prácticas norteamericanas, el Bhakti Yoga se ha convertido en un ejercicio.

El practicante del Bhakti Yoga puede usar muchas formas de lograr su objetivo. De hecho, no existe una forma específica de alcanzar el máximo objetivo. Sin embargo, no importa cuál sea la posición, el uso de la meditación y visualización ayudan al practicante al trabajar en función de su objetivo principal de amor y devoción hacia el Poder Divino o el Todopoderoso. Es necesario enfocarse en la existencia de este ser. También es esencial usar la práctica para aprender cómo obtener una verdadera fe y amor y compasión por todos los seres vivos.

## **BIKRAM YOGA**

Otro nombre para el Bikram Yoga es Yoga Caliente. Esto refleja el ambiente en el que ocurre el yoga. La práctica se realiza en una habitación con una temperatura que oscila entre 95 y 105°F. La humedad ideal debe ser de 40% mínimo. Los fundamentos detrás de la implementación de estos niveles incluyen una simulación de las temperaturas de la India, su lugar de origen, y el deseo de aumentar la flexibilidad mientras evitan lesiones. Los niveles de calor elevados también producen altos volúmenes de sudoración lo que resulta en desintoxicación. El Bikram Yoga, por lo tanto, es una práctica limpiadora y purificadora para el cuerpo.

El fundador del Bikram Yoga fue Bikram Choudhury de la India. Un excampeón nacional de la India en levantamiento de pesas, Choudhury también era discípulo de Bishnu Ghosh, el hermano del venerado autor y Yogi, Paramahansa Yogananda. Él estableció su práctica de 26 ejercicios – compuesto por asanas (posturas) y prayanas (ejercicios de respiración). Estos fueron seleccionados de las prácticas tradicionales pero se aplicaron en un sentido moderno. Bikram pasó a crear su propia escuela en la década de 1970.

El Bikram Yoga está enfocado solo en lo físico. Es difícil para los veteranos y mucho menos para los principiantes realizar los 26 ejercicios en una habitación calurosa. De hecho, algunos médicos profesionales y gurús de los ejercicios cuestionan el efecto positivo que puede tener la habitación caliente. Algunos perciben que el impacto podría ser perjudicial para ciertas personas. El Bikram Yoga es para la forma física. Requiere concentración y disciplina, y sin embargo su objetivo está puesto en lo físico en lugar del bienestar espiritual.

## CHOCOLATE YOGA

El Chocolate Yoga es una versión joven. Es un niño del siglo 21. Este yoga es una variación del Hatha Yoga. Combina las técnicas del Hatha Yoga con el flujo de vinyasa. La alineación recibe atención especial.

El Chocolate Yoga se enfoca en la relajación de la mente y tonificación del cuerpo. Ayuda a fortalecer y estirar los músculos del practicante. Sin embargo el Chocolate Yoga también tiene la intención de ayudar a la mente a relajarse, descansar y recargarse. Es un yoga gentil con sus practicantes ya que cree que el usuario y el maestro deben modificar las posturas, adaptándolas a las restricciones físicas del individuo.

Para ayudar al practicante a avanzar hacia su objetivo de salud, el maestro le suministra un trozo de chocolate. Este es cacao crudo. Su propósito es ayudar a la mente y cuerpo a encontrar la felicidad y la salud.

# FORREST YOGA

La fundadora del Forrest Yoga es la maestra de la costa oeste Ann Forrest. El Forrest Yoga es una forma de yoga estilo vinyasa. Se enfoca en la respiración y el trabajo abdominal. Este es el centro de cada persona. Su intención es ayudar a cada practicante a fortalecer la entidad física mientras encuentra el núcleo de la libertad en su interior. Al conectarse en con el núcleo de su ser, el practicante se vuelve centrado y más fuerte.

El Forrest Yoga usa una serie de asanas vigorosas y físicamente demandantes para lograr su objetivo. Cada pose es parte de una progresión que se vuelve cada vez más demandante. El Forrest Yoga también utiliza el calor para ayudar a eliminar las toxinas del cuerpo. La práctica trabaja con el tipo de cuerpo moderno para limpiar el cuerpo mientras libera a la persona de cualquier dolor, ansiedad y emoción. El Forrest Yoga es un yoga sanador. Sus pilares son el *Aliento, Fuerza, Integridad* y *Espíritu*.

El Forrest Yoga te ayuda a conectarte con tu núcleo – volviéndote fuerte y centrado. Utiliza el calor, la respiración profunda y secuencias vigorosas para eliminar las toxinas mediante el sudor. Las largas retenciones en las progresiones de poses te ayudan a purgar, oxigenar y rejuvenecer cada célula.

# HATHA YOGA

El Hatha Yoga es un término genérico para muchos tipos de yoga físicos. Es discutiblemente, la base para una gran variedad de escuelas o tipos de yoga practicados en los Estados

Unidos y otros lugares. Es además una de las formas de yoga más conocidas y populares practicadas en los Estados Unidos. En parte, esto es resultado de su sencilla, relajada e incluso amable introducción a las poses y estilos de yoga.

El Hatha Yoga incorpora los sistemas de yoga de más alto perfil y generalmente comprendidos. Estos son

- Asanas o posturas físicas (poses o posiciones)
- Pranayama o respiración controlada o técnicas de relajación,
- Meditación o Dharana y Dhyana
- kundalini o Laya Yoga

El Hatha Yoga también usa yamas, niyamas, mudras y bandhas para obtener control sobre la presencia física o el cuerpo humano y la fuerza vital o prana.

El nombre "Hatha Yoga" está compuesto por 2 partes: Ha o Sol y Tha o Luna. Esto se enfoca en 2 aspectos separados pero relacionados que reflejan la preocupación de este sistema en aprovechar la prana o fuerza vital para alcanzar el objetivo de iluminación o autorrealización. Si un practicante puede aprovechar la fuerza vital, poniéndola firmemente bajo control, la meditación se hace muy fácil y el resultado es el despertar del yo verdadero o interior.

El Hatha Yoga es y se refiere a cualquier sistema de yoga que utilice la práctica física para trabajar hacia un objetivo espiritual. Las escuelas basadas en el Hatha Yoga incluyen el Astanga Yoga, Iyengar Yoga y Kundalini Yoga. Todos incorporan el núcleo esencial del Hatha Yoga en sus escuelas individuales. Todos encuentran el centro de sus enseñanzas en los caminos tradicionales del Hatha Yoga.

# INTEGRAL YOGA – SRI AUROBINDO

Ver Yoga Purna

# YOGA INTEGRAL

El Integral Yoga es una forma tradicional del yoga. Es una variación del Hatha Yoga. El Yoga integral está basado en las enseñanzas de Sri Swami Sachidananda. Él llegó a los Estados Unidos en la década de 1960. Abrió varias escuelas y estableció la base para el sistema.

El Yoga Integral sigue 6 prácticas específicas. Estas son

- Raja Yoga
- Hatha Yoga
- Bhakti Yoga
- Japa Yoga
- Kharma Yoga
- Jnana Yoga

Este yoga completo busca encontrar y revelar la unidad espiritual que existe en el Universo. Este yoga intenta producir armonía entre todos los seres vivos. Las clases de Yoga Integral tienden a seguir un conjunto de programas que incluye:

- Kirtans o cantos
- Asanas
- Pranyamas o ejercicios de respiración
- Técnicas de relajación
- Meditación silenciosa

El Yoga Integral usa todas estas técnicas para alcanzar los objetivos establecidos. Los ejercicios son suaves. Se fomenta la búsqueda del alma y el trabajo desinteresado como parte de un enfoque de vida hacia el desinterés y armonía con toda la creación.

# ISHTA

El fundador de ISHTA (Ciencia Integral del Hatha y las Artes Tántricas, por sus siglas en inglés) fue Kavi Yogi Swarananda Mani Finger de Suráfrica. Él y su hijo, Alan Finger, lo crearon y luego lo popularizaron. Alan fue el responsable de introducirlo en los Estados Unidos. El ISHTA es una combinación ecléctica de las prácticas del yoga tradicional. Su intención, sin embargo, es presentar un método mediante el cual sus practicantes puedan incorporar "lo mejor del yoga" en una forma que sea adecuada para su propio camino específico.

ISHTA basa su enfoque en:

- Hatha Yoga
- Tantra Yoga
- Ayurveda

# IYENGAR YOGA

El Iyengar Yoga lleva el nombre de su fundador, el maestro del yoga BKS. Iyengar. Él empezó el desarrollo de esta práctica específica hace aproximadamente 60 años. Esta es una forma tradicional o clásica de yoga – una variación del Hatha yoga. También es la forma más reconocida de este yoga.

31

A diferencia de muchas otras formas de yoga, el Iyengar Yoga está diseñado para principiantes. De hecho, es ideal para este propósito. Se mueve lentamente a través de las asanas, manteniendo cada posición por más tiempo y luego descansado ente ellas, respirando y meditando antes de continuar con la siguiente. Se presta una atención especial a los detalles. Cada maestro se asegura de que te des cuenta de la importancia de la consciencia del cuerpo, del ser. Esto te ayuda a alcanzar una consciencia de otras partes de tu vida. Esto puede parecer difícil, sin embargo, los diferentes niveles de dificultad se ven favorecidos por el uso de accesorios.

El Iyengar Yoga utiliza cojines, almohadas y correas. Un practicante puede apoyarse en sacos de arena, bloques y sillas. Esto ayuda a aquellos con poca flexibilidad a realizar los movimientos necesarios de forma segura. También hace lo posible para las personas con problemas de espalda y movilidad restringida. En otras palabras, el Iyengar Yoga hace que la práctica sea accesible a muchos y no solo para algunos.

El Iyengar Yoga tiene varios propósitos. Presenta los fundamentos del yoga clásico. También ayuda a tonificar los músculos, reducir o eliminar la tensión y alivia casos de dolor crónico.

## JIVAMUKTI YOGA

El Jivamukti Yoga es una nueva forma de yoga. Data de 1986. Durante su estancia en Nueva York, Sharon Gannon y David Life formularon el Jivamukti Yoga, con sus vínculos con el Ashanta/Asanta Yoga. Desde entonces se ha vuelto muy popular entre las celebridades, incluyendo a Sting.

El Jivamukti Yoga es un método de práctica de asanas que comprende un entrenamiento físicamente demandante. Los elementos de canto, meditación y oración tienen una importancia particular. El Jivamakuti Yoga está compuesto por lo siguiente:

- Vinyasas
- Devoción
- Escritura de yoga
- Meditación
- Asanas
- Pranayama
- Música
- Activismo animal y político
- No violencia
- Vegetarianismo

El método del Jivamukti Yoga es una combinación de prácticas físicas intensas con una intención espiritual.

# JNANA YOGA

El Jnana Yoga se refiere a "camino del verdadero conocimiento o sabiduría." Algunos lo consideran el camino más difícil. El objeto del Jnana yoga es experimentar una unidad con lo Divino o Dios. Intenta hacerlo eliminando los obstáculos. Funciona descomponiendo varias capas de ignorancia que rodean al individuo.

La filosofía del Jnana Yoga percibe que todo el conocimiento se encuentra dentro de nosotros. Practicar Jnana Yoga le permitirá al practicante alcanzar esta realidad. Al practicar el Jnana Yoga, la persona obtiene un estado de tranquilidad. Él o ella alcanza un lugar donde el autocontrol, la concentración y resistencia pueden prevalecer sobre los asuntos mundanos y materiales de la vida.

# KARMA YOGA

La descripción del Karma Yoga recae abiertamente en su nombre. El Karma Yoga es el yoga de la acción. Es la dedicación a las acciones (o karma) de una persona y todo lo que implica, hacia lo Divino, el Todopoderoso o Dios. El Karma Yoga purifica el corazón enseñando a sus practicantes a actuar sin pensar para ganar fama, poder, respeto, honor o cualquier otro tipo de recompensa. Esta es una práctica desinteresada. En ella, la persona aprende a sublimar el ego.

Los componentes estándar del Karma Yoga son:

- Yama – actitud hacia el ambiente
- Niyama – actitud personal
- Asana – posturas o posiciones
- Pranayama - respiración

# KALI RAY TRIYOGA

Kali Ray TriYoga es un producto de la década de 1980. Fue desarrollado por Kali Ray en los Estados Unidos. Recibe su nombre del intento del fundador en enfatizar la triple naturaleza del individuo. El TriYoga percibe que cada persona está compuesta por lo físico, mental y espiritual. El TriYoga tiene el propósito de unificar las diversas partes para crear armonía dentro y fuera.

Las secuencias del TriYoga reflejan la influencia del Kundalini Yoga. Éstas fluyen de 1 hacia la otra. Son movimientos sincronizados en los cuales lo siguiente juega un papel fundamental en todo momento:

- asana (posiciones)
- prayanayama (ejercicios de respiración rítmicos o regulados)
- Mudra (enfoque)

El TriYoga atrae a todos los niveles, condiciones físicas y edades. Su función es reducir el estrés, armonizar las partes del individuo y proporcionar energía y claridad mental.

## KRIPALU YOGA

El Kripalu Yoga es el yoga de la consciencia. También es la "práctica de la voluntad." El desarrollador del Kripalu Yoga, Amrit Desai, llegó a los Estados Unidos desde la India en 1960. Empezó a enseñar el Kripalu Yoga en 1966 en Lenox, Massachusetts. Tiene como base las posturas del Hatha Yoga.

El objetivo del Kripalu Yoga es físico y psicológico. Es introspectivo en su énfasis de escuchar a tu propio cuerpo para obtener una retroalimentación antes de continuar con la siguiente postura. Esto requiere la retención de la postura por un tiempo más prolongado que las otras formas de yoga.

Cada sesión de práctica empieza con la meditación seguida de ejercicios de centrado, respiración y calentamiento. En consecuencia, el camino del Kripalu Yoga comprende:

- Aprender las posturas
- Explorar las habilidades de tu cuerpo mientras aprendes las poses
- Empezar a mantener las posturas por un periodo de tiempo más largo
- Aumentar tu concentración
- Continuar el desarrollo de tu consciencia en cuanto a cómo se siente el cuerpo
- Desarrollar un estado de meditación tranquilo a medida que fluyes subconscientemente desde un movimiento al siguiente

El Kripalu Yoga es un medio para el auto-descubrimiento así como una forma de auto-empoderamiento.

## KUNDALINI

Esta forma de yoga con frecuencia es conocida como el Yoga de la Consciencia. El kundalini es literalmente el rizo del mechón de pelo. Es una serpiente enroscada en la base de la espina dorsal. La práctica del Kundalini Yoga fue mantenida en secreto hasta 1969. En ese año, Yogi Bhajan la puso al acceso del público.

El Kundalini Yoga es una práctica vigorizante. Se enfoca en el descubrimiento del prana o fuerza de vida (respiración) dentro de cada individuo. Se concentra en despertar el prana desde la base de la columna vertebral permitiéndole moverse hacia arriba. Aunque las prácticas de una asana siempre involucran al pranayama, en el Kundalini este método es esencial. El uso de asanas junto con pranayama ayuda al practicante a liberar la energía de fuerza de vida que se encuentra en la columna. Esto le ayuda a sanar el cuerpo y purificar la mente y las emociones.

Para lograrlo, los practicantes del Kundalini Yoga se mueven rápidamente desde la postura 1 a la siguiente. Hay una repetición de las posiciones pero no un mantenimiento sustentado de las asanas. Una clase típica del Kundalini Yoga involucra los siguientes métodos o elementos:

- Cantos o mantras
- Pranayama o control de la respiración
- Asanas o posiciones
- Meditación
- Movimientos de manos y dedos

# MANTRA YOGA

El Mantra Yoga es el yoga del sonido sagrado o potente. En el Mantra Yoga, la repetición de ciertos sonidos ayuda a alcanzar la paz y aumentar la concentración en la meditación. Un practicante cantará mantras con propósito para ayudarle a alcanzar una meta específica. Generalmente es la liberación. Los mantras comunes son "OM," "hum," o "ram." OM es un mantra universal. También hay mantras que puedes seleccionar mediante un sueño, por elección personal o con la ayuda de un Gurú. Un mantra también puede ser tántrico o pouranic.

La repetición de un mantra es japa. Como resultado, el Mantra Yoga también puede ser Japa Yoga. Durante la práctica, el practicante puede cantar el mantra en voz alta (baikhari), en susurros o una voz suave (upanshu) o dentro de su cabeza (pouranic). Todos los métodos tienen sus ventajas y desventajas. Durante el proceso, la persona generalmente

- Se sienta en una asana con una mala (cordón de 108 cuentas) en la mano
- Recita el mantra
- Marca las cuentas con los dedos utilizando únicamente el dedo medio y el pulgar
- Las cuentas no tienen que estar visible a los demás
- El practicante puede usar vinyasa – los movimientos fluidos de una asana a otra asana

El Mantra Yoga tiene el propósito de proporcionar la liberación de los pensamientos negativos al liberar la mente para explorar esas emociones. También construye una fuente de energía para canalizar o recanalizar para el bien personal y colectivo.

# MOKSHA HOT YOGA

El Moksha Hot Yoga se basa en las enseñanzas de Bikram Choudhury. Él apoyó el Hot Yoga o Bikram Yoga. El Moksha Hot Yoga es una modificación de esta forma de Yoga. Es la creación de Ted Grand y Jessica Robertson.

El Moksha significa alineación, liberación e incluso libertad. El propósito del Moksha Hot Yoga es liberar y fortalecer ciertas áreas tensas y restringidas del cuerpo. Entre ellas se incluyen los hombros y cuello, las rodillas, las caderas y la espalda baja. Lo logra mediante la ejecución de ciertas asanas en una habitación calurosa. Al mismo tiempo, las poses combinan el calor para relajar, desintoxicar y tranquilizar tanto la mente como el cuerpo.

El patrón de una sesión de Moksha Hot Yoga sigue una secuencia específica. Esta va de la siguiente manera:

- Savasana o pose corporal
- Establecimiento de propósito – generalmente mediante un tema
- Series de postura de pie
- Series de posturas en el suelo
- Savasana – postura final

El Moksha Yoga es un grupo consciente ambientalmente. Los estudios intentan ser tan amigables con la tierra o ecológicos como sea posible. Además, el Moksha Yoga tiene una consciencia social. Proporcionan Clases de Karma. Estas permiten asistir a una clase por una tarifa más baja a quienes no tienen los fondos. El dinero de ellos es destinado a varias organizaciones benéficas.

## POWER YOGA

El Power Yoga es una variación del Astanga Yoga. Los primeros adaptadores del Astanga Yoga al Power Yoga, Beryl Bender Birch y Bryan Key, había estudiado con Sri K. Pattabhi Jois. Estos hombres, junto con Baron Baptiste, convirtieron al yoga en un método fitness.

El Power Yoga se trata de potencia, fuerza y músculo. También se trata de flexibilidad. Es una práctica intensa sin un método o procedimiento exacto o cross-the-board. Cada maestro y estudio siguen su propio curso. Las Asanas y pranayama siguen siendo integrales para el estudio del Power Yoga. Sin embargo, en esta adaptación, el yoga se vuelve más calisténico que un camino físico hasta la iluminación. EL ritmo es rápido y furioso sin pausas entre cada asana.

# **PURNA YOGA**

El Purna Yoga es la creación o desarrollo de Sri Aurobindo. Él empezó el estudio del Purna o Yoga Integral en la década de 1900. Esta forma de yoga se basa en otras escuelas o tipos, pero se enfoca en la búsqueda de lo Divino. Lo físico es la herramienta mediante la cual cada individuo puede alcanzar esta síntesis.

La palabra "Purna" significa completo o total. Utiliza toda la riqueza del conocimiento del yoga para obtener una unidad de las tres partes de un humano: cuerpo, mente y alma. Siente la necesidad de alcanzar una integración de estos 3 componentes – una síntesis de varios aspectos para crear una entidad completa. El Purna Yoga intenta hacerlo mediante el uso de

- meditación – basada en el Purna
- pranayama
- asanas
- nutrición
- Filosofía Yóguica

La escuela moderna del Purna Yoga se ha adaptado a los estilos de vida modernos, sin embargo basa sus enseñanzas en los sistemas de yoga tradicionales. En el corazón de sus enseñanzas están los escritos de Sri Aurobindo. Además, los practicantes y las escuelas invocan el aspecto femenino de lo Divino – la Madre así como los Védicos, los maestros Patanjali y BKS Iynegar y varios sistemas de nutrición tradicionales y modernos. El Yoga Purna también debe mucho a los fundadores modernos, Aadil Palkhivala y Mirra.

# RAJA-YOGA

Raja es la palabra para "rey". El Raja Yoga es un camino llamado con frecuencia el "Camino Real." Este sistema de Astanga yoga utiliza el concepto de las Ocho Extremidades para lograr el control mental completo. El énfasis, sin embargo, no está en lo físico sino en lo espiritual. El objetivo es que el practicante logre la liberación mediante la práctica de la meditación. La meditación tiene una importancia relevante pero para alcanzar este objetivo, es esencial controlar el cuerpo, la energía y los sentidos. Solo al hacer esto el practicante puede controlar la mente y conectarse con el "rey" interior. Al liberarlo finalmente, el individuo logra la armonía entre él mismo y el ambiente.

# YOGA RESTAURATIVA

El nombre – Yoga Restauradora, describe aptly el propósito de este tipo de yoga. El fin de este tipo de yoga es relajar el cuerpo totalmente y proporcionar los medios a través de los cuales puede restaurar su energía y fuerza de vida. Para lograrlo, el practicante se acuesta en el suelo del estudio de yoga. Él o ella utiliza una variedad de accesorios para inducir a la relajación total de los músculos. Entre estos se incluyen correas, mantas, colchonetas, bloques y almohadas.

El Yoga Restaurativo es de naturaleza terapéutica. La ejecución de todas las poses es lograda a través del uso de soportes de yoga.

# SIVANANDA YOGA

El Sivananda Yoga es una forma de yoga tradicional. Tiene similitudes con el Yoga Integral. El fundador fue Swami Vishnu-devananda. Él abrió el primer Centro Sivananda de Yoga Vedanta en 1959. El propósito de esta forma de yoga es ayudar al cuerpo a mantener y retener su salud.

La práctica está compuesta por 12 poses diferentes y se enfoca en 5 principios. Los puntos consisten en:

- Pranayama – ejercicios de respiración
- Asanas – posturas de yoga
- Savasana – técnica de relajación
- Dieta – vegetariana
- Vedanta y dyhana - meditación

# SVAROOPA YOGA

El Svaroopa Yoga es el producto de Rama Berch (Swami Nirmalananda). El nombre significa "bendición de tu propio ser." Es una firma del Hatha Yoga. El Svaroopa Yoga está diseñado para ayudar a practicantes de todos los niveles, pero es especialmente adecuado para principiantes. Su propósito es ayudar a promover la sanación del cuerpo liberando la tensión espinal. Los movimientos en principio trabajan en la liberación del estrés a través del coxis y luego trabaja lentamente hacia arriba de la columna.

El propósito del Svaroopa Yoga es que el practicante escuche lo que el cuerpo realmente necesita. Ayuda al estudiante a enfocarse en la realidad física y a través de ella alcanzar la realidad interior.

Por lo general se usan accesorios en el Svaroopa Yoga. Estos incluyen sillas. El practicante podría además usar bloques y mantas para facilitar las poses. Estos tiene la intención de ayudar al practicante a logara el svaroopa mediante medios compasivos.

# YOGA TAILANDÉS TRADICIONAL

El Yoga Tailandés Tradicional comprende 1 porción de medicina tailandesa. Otros componentes son el Masaje Tailandés y la Medicina Herbal Tailandesa. Tiene sus raíces en las prácticas de Jivaka Kumarabhacca, un amigo de Buddha. Otro término para el Yoga Tailandés Tradicional es Ruesri Dat Ton – autocura del Ermitaño.

El Yoga Tailandés Tradicional se basa en el Sistema de Energía Sen. Estos 10 canales de energía son responsables del flujo sen (energía o fuerza de vida). El uso de las posturas de yoga es para garantizar que la energía fluya libremente y en equilibrio. El Yoga Tailandés se trata del establecimiento, restauración y/o mantenimiento del equilibrio del flujo de energía en el Sen.

Este es un enfoque preventivo y terapéutico. Cada postura se combina con una técnica de respiración específica. Esto evoca y canaliza la energía. Ésta permanece en el sistema para asegurar el funcionamiento adecuado y equilibrio de la fuerza de vida.

# VINIYOGA

Viniyoga es una forma de yoga terapéutica. Debe su existencia los estudios de T.K.V. Desikachar y T. Krishnamacharya. Es amable en su enfoque. Su propósito es abordar los problemas de salud de aquellos que se han lesionado o sometido a cirugía. Es un tipo de yoga muy individualizado. Se adapta para satisfacer las necesidades de cada practicante. Se adapta a sus problemas de salud y condición física, alterándose a medida que mejora y avanza en el camino hacia el bienestar.

Además de aquellos con lesiones físicas, existen otras personas que prefieren este tipo de yoga. Viniyoga es uno de los favoritos entre los adultos mayores, principiantes y personas que sufren de dolor crónico. En algunas prácticas, el Viniyoga se refiere el uso de técnicas de yoga para abordar necesidades personales, intereses y condiciones de cualquier practicante.

## VINYASA YOGA

Vinyasa es un término que se refiere a la secuencia fluida de poses o posturas. Es un "movimiento sincronizado con la respiración." El Vinyasa Yoga se enfoca en este aspecto del yoga. Sus raíces se basan en las enseñanzas de Krishnamacharya. Él pasó esta forma a Pattabhi Jois. Como tal, el Vinyasa Yoga es una variación del Astanga/Ashtanga Yoga. Actualmente, el término se refiere a diferentes tipos de métodos de yoga. Sin embargo, el enfoque general permanece en la relación entre la respiración y el movimiento.

El Vinyasa Yoga es muy físico y vigorso. En la práctica, cada postura tiene una respiración específica. El maestro puede reorganizar las series de vinyasa. No son un conjunto de series constante como en el Astangai Yoga. El maestro generalmente empieza, sin embargo con el Saludo al Sol. Los más comunes son:

- Plancha
- Chatunanga
- El Perro Boca Arriba

# YOGA ZEN

Existen varias forma de Yoga Zen. En el 2002, Aaron Hoopes ideó su enfoque para lo que es una práctica holística. El Yoga Zen combina la Medicina Tradicional China con las artes marciales y ciertas prácticas de yoga. Las asanas y técnicas de respiración son muy importantes para ayudar al practicante a liberar el estrés, mantener la salud física y el carácter mental y ayudar al individuo a avanzar hacia un concepto de vida Zen.

Los diferentes tipos de Yoga Zen pueden incluir

- Yoga Taoista
- Hatha Yoga
- Qigong
- Shanti Yoga
- Tai Chi
- Meditación Zen
- Estiramiento

# CONCLUSIÓN

El yoga les da a las personas una amplia variedad de opciones. La selección está dirigida a aquellos que desean tonificar su cuerpo, afinar su mente o alcanzar una síntesis de unificación del cuerpo y mente. Existen diferentes formas de yoga para alcanzar y estirar a todos. La forma más comúnmente adoptada ha sido el Hatha Yoga. Es hacia este que muchos tipos de yoga modernos se vuelven para buscar los principios básicos. El siguiente capítulo considerará otro tipo de fundamentos – lo esencial necesarios para participar en el yoga y las clases de yoga.

# CAPÍTULO 5: LO ESENCIAL: ROPA DE YOGA Y OTRAS NECESIDADES

El Yoga es igual que muchos otros deportes, sistemas de ejercicios y la vida misma. Requiere cierto tipo de vestimenta para que disfrutes de un entrenamiento o sesión efectiva. Al igual que con muchas otras formas de entusiasmo recreacional o de estilo de vida, la industria ha crecido a su alrededor. Ahora es posible conseguir vestimenta profesional de yoga. También existen los soportes de yoga o accesorios específicos. A continuación encontrarás una breve descripción de los diferentes tipos de accesorios y vestimenta disponibles y adecuados para el practicante de yoga.

## VESTIMENTA

La vestimenta cae en varias categorías diferentes. Hay ropa formal de yoga disponible comercialmente y ropa regular. En esencia, la vestimenta se divide en 2: Las blusas y pantalones. La ropa puede variar en peso y volumen de acuerdo con el tipo de yoga y su entorno.

### BLUSAS

Las blusas deben estar lo suficientemente sueltas para permitir el movimiento. Deben ser cómodas. Sin embargo, la camiseta no debe estar demasiado suelta u holgada. Si está ajustada, el instructor puede ver mejor la alineación. Opta por una blusa o camiseta sin mangas. Esto es particularmente prudente si estás practicando alguna forma de "Yoga Caliente."

El material más común y preferido es el algodón. Los materiales amigables con el ambiente lideran las listas de la mayoría de los instructores de yoga. Las fibras naturales como el algodón, lino y cáñamo están disponibles comercialmente en muchas tiendas deportivas, por departamento y tiendas especializadas.

**PANTALONES**

Los pantalones deben estar sueltos y nunca demasiado ajustados. Evita algo que sea demasiado lleno en la rodilla o el tobillo. Si debes hacerlo, utiliza puños elásticos para contener el material adicional. Los pantalones hasta la rodilla por ejemplo los capris, son ideales en algunos aspectos. No son demasiado largos.

Evita los cordones ajustables si te preocupa que se desajusten o se interpongan en el camino. No uses sudaderas de lana – pantalones o pantalones cortos. Los pantalones cortos podrían ser una buena elección pero si no si suben por los glúteos e interfieren con el movimiento o tu concentración.

# ACCESORIOS

Existen muchos tipos de accesorios diferentes para el yoga. No todos los tipos de prácticas de yoga requieren de su uso, pero varios los necesitan. Entre los más comunes están las colchonetas, correas y pelotas. Un practicante podría querer usar una manta, almohadas o bloques. En algunos casos, el uso de una silla podría ser útil.

## COLCHONETAS

Las colchonetas son el tipo de accesorios para yoga más comunes y reconocibles. Vienen en varios tamaños y están elaboradas en diferentes materiales. Los tipos más comunes son

- **Espuma**
  Son sencillas, delgadas y económicas. Las colchonetas de espuma son duraderas, vienen en una gran variedad de colores y se adhieren fácilmente a los pisos de madera. Su uso es multipropósito y son muy fáciles de lavar.

- **Fibra**          **Natural**
  Estas colchonetas vienen de varios espesores. Son de algodón o lino. Son amigables con el ambiente y con frecuencia de color verde. Este tipo de colchonetas absorben el sudor fácilmente. Tienen muy poco o ningún olor. Lamentablemente, algunas se resbalan en los suelos de madera. Esto es un problema para la práctica del Yoga Bikram o el Yoga Caliente. Rectifica el problema usando una colchoneta antideslizante por debajo. Otro problema es la tendencia a mancharse fácilmente.

- **Goma**
  Vienen en diferentes espesores. Son fáciles de limpiar con una toalla. Están disponibles en diferentes colores y son muy duraderas. Aunque son más costosas que los demás tipos de colchonetas, las colchonetas de goma se

adhieren firmemente al suelo proporcionando una superficie firme para tu práctica.

## MANTAS Y COJINES

Además de las colchonetas, el practicante podría necesitar mantas. Generalmente estas se pliegan para colocar debajo de las rodillas o son usadas para dar soporte a la cabeza. Un cojín también puede realizar esta función. Tanto las mantas como los cojines son utilizados para proporcionar un soporte adicional. Ellos ayudan al practicante facilitar las diferentes posiciones o aumentar el nivel de comodidad de los principiantes y las personas con lesiones.

## CORREAS

Una correa de yoga es una banda larga de algodón. Es usada cuando el individuo no puede alcanzar una parte particular de su cuerpo, por ejemplo, los pies. Una correa de yoga o cinturón tiene una longitud de 6 pies y una anchura de 1.5 pulgadas. Podría o no tener un lazo. Si no la tienes o simplemente deseas usar una correa de yoga, sustitúyela con una tira de tela suave o un cinturón regular.

Hay otras 2 herramientas posibles para algunas prácticas de yoga: la pelota y la silla

## SILLAS

Una silla de yoga debe ser resistente. Debe tener un asiento plano y un respaldo fuerte. No tiene y no debe tener ningún tipo de reposa brazos. Las sillas son para los tipos de yoga que requieren poses sentadas. También es usada en casos de personas recuperándose de una lesión específica o cirugía y con movilidad o flexibilidad limitada.

## PELOTAS

Una pelota de yoga es utilizada para un tipo de yoga específico. Una pelota de yoga proporciona estabilidad y ayuda a mejorar varias posturas durante la práctica de yoga. Las pelotas de yoga son también pelotas de equilibrio o pelotas de ejercicios. Vienen en varios tamaños.

# CONCLUSIÓN

La vestimenta y accesorios de yoga vienen en varios tamaños y precios. Pueden ser seleccionados del guardarropa y hogar de una persona. También pueden venir de una tienda por departamentos, una tienda grande o tienda especializada. Dependiendo del tipo de yoga e instructor, una persona puede o no necesitar accesorios. Casi todos los practicantes, sin embargo, necesitarán una colchoneta de yoga.

Las colchonetas, al igual que la ropa, vienen en materiales y colores diferentes. Pueden ser baratas o costosas. Algunas son ecológicas; otras no. Tu elección de ropa, colchonetas y accesorios dependerá de varios factores. Esto incluye tu situación financiera, tu nivel de devoción, la forma de yoga y tu instructor. También recae en tu gusto personal. Con la cantidad de opciones disponibles en el Mercado, deberías poder encontrar fácilmente la ropa y accesorios que son adecuados para tus necesidades y gusto.

# CAPÍTULO 6: INHALA, EXHALA, FUNDAMENTOS DEL YOGA

Como vimos anteriormente, existen muchos tipos de yoga. Cada uno hace énfasis en ciertos aspectos de la práctica. Estas podrían ser las asanas, la técnica de respiración o el flujo conector entre ellas. Sin embargo, a pesar de las diferencias, existen ciertas cosas en común entre las muchas y variadas formas de yoga. A continuación encontraremos algunos fundamentos del yoga – lo que necesitas saber y entender antes de tomar yoga.

## ASANAS

El término asana significa literalmente sentarse. En yoga, las asanas son las poses o posturas. Son posiciones en la que el practicante pone su cuerpo para alcanzar el objetivo de la práctica. Las asanas comprenden la 3ra extremidad del Astanga. Muchos podrían argumentar que el yoga empieza y termina con las asanas. Son elementos esenciales de muchos tipos de yoga incluyendo el Hatha Yoga y sus ramas.

Se practican varias asanas en el yoga. Algunas incluyen el Bharadvajasana (un giro asimético), el Gomukhasana (la postura cara de vaca) y la Utthita Parsvakonasana (un tonificador de los músculos abdominales). También está el Parivrtta Parsvakonasana o la postura ángulo lateral extendido.

Algunas asanas básicas incluyen el Dhanurasana o Postura del araco, el Parvatasana (Montaña), el Jatara Parivartanasana o Cocodrilo para la reducción de grasas y el estiramiento de la pelvis Supta Virasana.

En muchos tipos de yoga, las asanas se combinan con pranayama (respiración). Un ejemplo común de esto es el Saludo al Sol. Esto, como su nombre lo sugiere es un saludo al sol. Consiste en un conjunto de movimientos interconectados en una serie y vinculados mediante las técnicas de respiración.

# BHAKTI

Bhakti es amor o devoción. Es la raíz de algunas formas de yoga, incluyendo  Bhakti Yoga. Aquellos que optan por enfocarse en el Bhakti están eligiendo seguir un camino religioso. Es una ruta con el objeto de lograr la unión con el Absoluto.

# DYHANA

Este es el término para la meditación. Comprende la 7ma extremidad del Astanga. Dyhana es una forma de control mental. Es un medio para detenerse y darse cuenta de toda la existencia mediante un estado meditativo. Es un paso en el camino hacia la Perfección.

# MANTRA

Un mantra es una palabra o sonido sagrado. En el yoga, es repetido verbalmente o internamente para lograr un estado de meditación. Un mantra es una herramienta para ayudar al practicante a obtener una transformación espiritual. La palabra, sílaba o sonido generalmente es simple y corta. El mantra más conocido es OM. OM o Aum es también el más sagrado de los mantras. Cualquiera sea la elección del Mantra, siempre debe tener intención. Un practicante canta con intencionalidad.

## MUDRA

Un mudra es un símbolo. En el yoga, es un gesto manual específico y simbólico (hasta mudras). Existen muchos tipos de gestos manuales. Tradicionalmente, hay 24 mudras. El yoga puede tener un número infinito.

Los Mudras de las Manos están basados en conceptos hindúes del flujo de energía y los 5 elementos. Estos son fuego, aire, éter, tierra y agua. Cada dedo de la mano representa una fuerza elemental con el poder para ayudar a conducir y dirigir el flujo de energía. El pulgar es el fuego, el dedo índice es el aire, el dedo medio es el éter, el dedo anular es la tierra y el dedo meñique es el agua.

## NIYAMA

Niyama es la actitud personal del practicante. Es la segunda extremidad de la Astanga. Tradicionalmente, hay 10 Niyamas. Otros afirman que hay 5. Estos son códigos personales para vivir la vida. Incluyen

- Sauca o pureza de la mente y cuerpo
- Samtosa o satisfacción con tu destino o realidad en la vida
- Tapas o equilibrio y fuerza del ser
- Svadhyana o autoexamen
- Isvarapranidhana o la celebración de lo Espiritual o lo Divino

# PRANAYAMA

Prana significa fuerza de vida o energía. Anayama significa estirar, expandir, o regular. Pranayama combina estos 2 términos para indicar el control de la respiración. Pranayama es la 4ta extremidad de Astanga. Es el control del aliento o la respiración. Generalmente funciona en estrecha relación con la práctica de Asana. Las técnicas o métodos de Pranayama varían de acuerdo con la asana así como el tipo de yoga que el practicante elige seguir. Existen 5 tipos de técnicas de respiración tradicionales:

- Respiración Alta
- Respiración Baja
- Respiración Media
- Respiración Total o Completa

También hay diferentes tipos de respiración. Estos incluyen

- Ujayyi o respiración victoriosa – respiración pulmonar completa
- Kapalabhti o aliento de fuego – una respiración de limpieza
- Nadi shodbana o respiración nasal alternativa

- Sitali Pranayam o respiración refrescante

Todas las formas y técnicas de respiración ayudan al estudiante a lograr sus objetivos dentro de la forma de yoga específica. La respiración yóguica es una ayuda para entender cómo respiramos y ayudarnos a aprovechar la fuerza vital de la respiración. Como es el caso de gran parte del yoga, la respiración debe ser consciente.

## VINYASA

Vinyasa es el término usado para describir los movimientos fluidos desde el asana 1 al siguiente. Es la secuencia de asanas. Vinyasa es un movimiento sincronizado con la respiración. El término puede significar colocar en cierta manera. También es un movimiento consciente en la mayoría de las formas de yoga. Vinyasa también puede referirse a varios movimientos que comprenden una Secuencia de Saludo al Sol. Vinyasa es parte del Hatha Yoga. En el Hatha Yoga, se enfatiza este aspecto en particular.

## CONCLUSIÓN

Hay muchas cosas que aprender para poder entender el yoga. La terminología básica puede ser confusa. La implementación de términos y su aplicación también puede variar dentro de las diferentes formas de yoga. Existen, sin embargo, aspectos comunes que vinculan los diferentes tipos de yoga. Ellos proporcionan un punto en común que es más fuerte que las diferencias. Entender esto, ayudará al principiante a comprender claramente los fundamentos antes de seguir avanzando en el camino.

# CAPÍTULO 7: MEDITACIÓN DE YOGA

La meditación es un principio esencial en el yoga ya que contribuye a la relación y a encontrar la paz interior. La meditación funciona si re realiza adecuadamente. ¿Cómo?

### Conoce tu meta.

Primero, ponte en contacto con la razón por la cual estás meditando. ¿Estás meditando únicamente para desestresarte, o para obtener una perspectiva, para concentrarte, para sanar emociones negativas, para obtener paz mental, etc.? Esto se debe a que hay muchos tipos de técnicas de meditación que pueden ayudarte a alcanzar tus objetivos.

### Relájate.

Esto se refiere a relajar tu cuerpo y tu mente. No estés rígido. De la misma forma, relaja tu mente al no pensar en nada más.

### Siéntate erguido.

Esto significa asumir una buena postura. Ya sea que estés meditando de pie o sentado, realmente ayuda cuando asumes una buena postura. Esto te ayudará a relajarte y meditar cómodamente.

## Decide qué poses de meditación aplicar.

Existen diferentes tipos de poses de meditación que puedes aplicar en el yoga como la posición de loto, la postura egipcia, etc. Elije la que sea cómoda para ti cuando meditas.

## Cierra tus ojos.

Cuando meditas en el yoga, ayuda el cerrar los ojos.
Cerrar tus ojos puede ayudarte a meditar adecuadamente ya que no podrás ver las distracciones frente a ti, y por lo tanto, tu mente puede concentrarse en la meditación.

## Despeja tu mente de las vibraciones negativas.

Una vez que empiezas a meditar, puedes concentrarte adecuadamente en tu meditación si tu mente está enfocada y libre de vibraciones negativas. Enfócate solo en tu objetivo y no pienses en nada más que eso. Se positivo.

# CAPÍTULO 8: POSTURAS DE YOGA

## *POSTURA DE YOGA 1: POSTURA DE LA MARIPOSA*

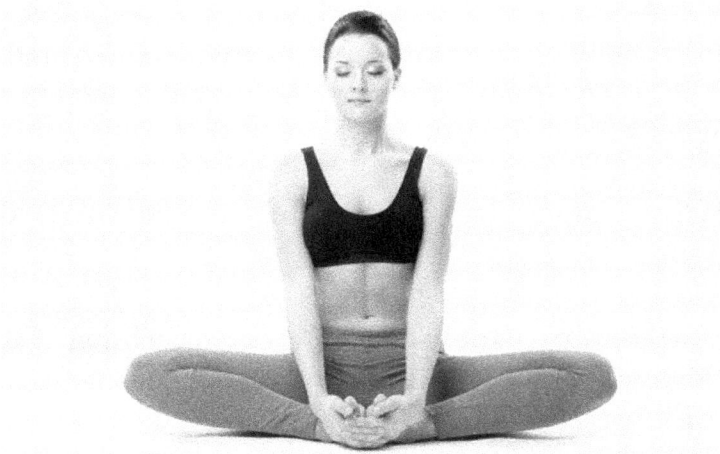

El yoga se trata de la unificación de la mente y el cuerpo. El yoga nos permite fortalecer nuestra consciencia y tranquilizar nuestra mente. Al ser nuevo en el yoga, me gusta iniciar con la Postura de la Mariposa. Esta postura es especialmente útil para empezar mi día agitado.

**Así es como se realiza la Postura de la Mariposa de manera correcta:**

Siéntate en tu colchoneta de yoga con tu espalda recta y tus hombros alejados de tus orejas. Luego une las plantas de los pies y deja que tus rodillas caigan al suelo. Sostén tus pies o tobillos y cierra los ojos.

Trata de aplanar tus rodillas hacia el suelo para aumentar la flexibilidad de tus caderas. Enfoca tu respiración y mantén la posición hasta que te sientas relajado.

He descubierto que permitir que tu mente se tranquilice en esta posición mejorará mi enfoque en las siguientes posiciones.

Cuando comencé, mis rodillas se mantenían levantadas del suelo, pero con más práctica, he podido aumentar mi flexibilidad y abrir mis caderas.

## Beneficios para la Salud de la Postura de la Mariposa:

- En los textos tradicionales está escrito que "Baddha Konasana" ayuda a destruir enfermedades y deshacerse de la fatiga extrema

- La posición de la mariposa estimula la glándula prostática y los ovarios, los órganos abdominales, los riñones y la vejiga

- También mejora la circulación general y estimula el corazón

- La postura de la mariposa alarga la ingle, los muslos internos y las rodillas

- Ayuda a aliviar la ansiedad, la depresión leve y la fatiga

- La postura de la mariposa alivia la ciática y las molestias menstruales

- Ayuda a aliviar los síntomas dolorosos de la menopausia

- La postura de la mariposa es una posición terapéutica para los pies planos, infertilidad, la hipertensión y el asma

- Se sabe que su práctica consistente hasta el final del embarazo ayuda a facilitar el parto

## Consejos para Principiantes en la Postura de la Mariposa:

Algunas veces los principiantes tienen dificultad para bajar sus rodillas hasta el suelo. Si las rodillas del practicante de yoga están muy altas y la espalda redondeada, el practicante de yoga debe asegurarse de sentarse en un soporte alto (¡hasta un pie de distancia del suelo en algunos casos!)

## Variaciones de la Postura de la Mariposa:

Aprende a exhalar e inclina el torso hacia adelante y entre tus rodillas. Recuerda inclinarte desde las articulaciones de la cadera, no desde la cintura.

Dobla los codos y presiona los codos hacia tus muslos internos o tus pantorrillas. Si la cabeza no descansa cómodamente en el suelo, intenta dar soporte a tu cabeza en el borde frontal de una silla.

# POSTURA DE YOGA 2: ESTIRAMIENTO DEL GATO/VACA

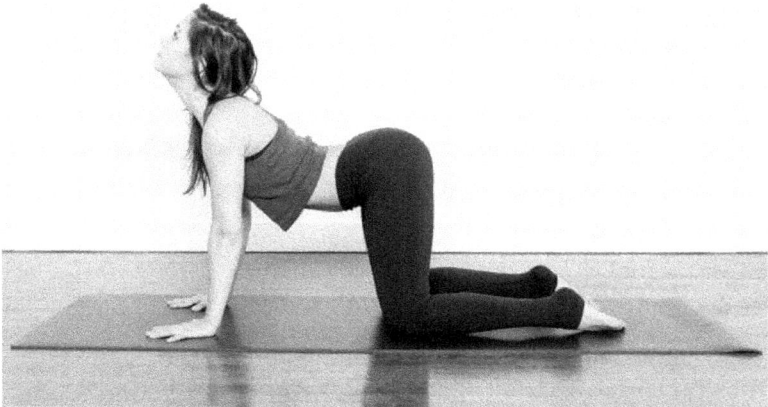

Mi postura favorita la postura de estiramiento del gato/vaca. Trabajo en la computadora todo el día, y después de ocho horas en mi escritorio, mi espalda baja y caderas pueden estar muy tensas.

El estiramiento del gato es una posición con la que puedo contar cuando necesito ayuda para aliviar el dolor de mi espalda baja causado por trabajar todo el día en la computadora. También ayuda a alargar mi columna.

Para realizar el estiramiento del gato/vaca adecuadamente, colócate sobre tus manos y rodillas, separa tus rodillas a la altura de los hombros y coloca tus manos directamente debajo de los hombros. Al inhalar, dobla tu espalda para que la columna se curve hacia arriba.

Intenta empujar tu ombligo lejos del suelo. Cuando exhales baja tu espalda y levanta la cabeza. Arquea tu espalda y deja caer tu vientre al suelo. Esa posición ayuda a abrir tu columna y pecho.

He descubierto que si presto especial atención a mi respiración a medida que me muevo a través de esta posición específica obtengo los mejores beneficios de estos estiramientos y de esta postura. Disfruta de la posición del estiramiento del gato y la sensación de tu cuerpo abriéndose y relajándose después de un largo día.

### Beneficios para la Salud de la Postura de Estiramiento del Gato/Vaca:

La postura de del Gato/Vaca estira tu cuello y torso delantero. Proporciona un masaje suave y relajante para tu vientre, columna y órganos.

### Consejos para Principiantes de la Postura del Gato/Vaca:

Mientras realizas la postura de estiramiento del Gato/Vaca protege tu cuello ensanchándolo a través de los omóplatos. Asegúrate de mantener tus hombros abajo y alejados de las orejas.

Pídele a un amigo que coloque una mano entre y encima de tus omóplatos para ayudarte a activar esta área. Hazlo si te parece difícil redondear la parte superior de tu espalda.

## *POSTURA DE YOGA 3: EL PERRO BOCA ABAJO*

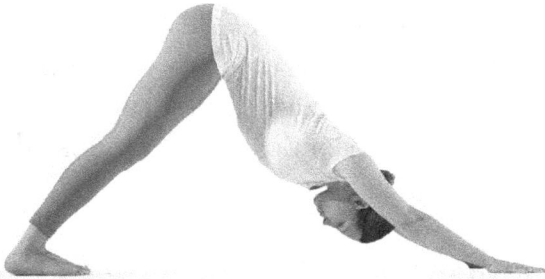

La postura del Perro Boca Abajo es genial para los principiantes porque hace bombear la adrenalina y requiere la participación de cada músculo del cuerpo.

Para hacer la posición del Perro Boca Abajo, empieza con tus manos y rodillas levanta suavemente el cuerpo en el aire hasta que las manos y piernas creen una forma de V invertida.

Asegúrate de poner tus palmas planas en tu colchoneta de yoga y estirar tus dedos. Descubrí que estirar mis dedos ayuda a dar un mejor soporte a la postura y optimiza mi equilibrio.

Mantén la posición durante algunas pocas respiraciones, desde la nariz y después suéltala. También descubrí que disfruto mucho de esta posición y creo que es muy beneficiosa para los principiantes porque me ayuda a relajarme en un nivel muy profundo.

Me gusta esta posición porque es desafiante pero ofrece beneficios reales. La postura del perro boca abajo involucra a todo el cuerpo, y con frecuencia tengo que recordarme a mí misma respirar cuando me encuentro en esta posición tan placentera y relajante.

Vamos a recapitular la pose. Para empezar, colócate en una posición de mesa sobre tus manos y rodillas. Tus manos deben estar directamente debajo de tus hombros y los dedos de tus pies metidos.

Levanta tus caderas haciendo una forma de "V" alta con tu cuerpo. Mueve tu mirada hacia tus pies, relajando tu cuello. El truco de esta pose es dejar que tus piernas se relajen hasta los talones para darle soporte a tu cuerpo.

Como principiante, a menudo encuentro que esta postura puede poner mucha presión en mis muñecas. Si este es tu caso, intenta empujar tus piernas hacia tus talones y cambia tu peso mediante tus caderas. Cuando logres relajarte con esta postura, sabrás que no ya eres un principiante del yoga.

¡Yo todavía no he llegado a ese punto!

## Beneficios para la Salud de la Posición del Perro Boca Abajo:

- La posición del Perro Boca Abajo mejora tu postura

- Fortalece tu columna, muñecas y brazos

- La posición del Perro Boca Abajo estira tu pecho y pulmones. También estira tus hombros y abdomen

- Ayuda a reafirmar tus glúteos

- La posición del Perro Boca Abajo estimula tus órganos abdominales

- También ayuda a aliviar algunas depresiones leves, ciática y fatiga

- La posición del Perro Boca Abajo es una forma terapéutica de combatir el asma

## Consejos para los Principiantes de la Posición del Perro Boca Abajo:

Si estás realizando la posición del Perro Boca Abajo, hay una tendencia en esta pose a "colgarte" de los hombros. Esto causa que los levantes hacia tus orejas y esto en cambio pone tu cuello como una "tortuga".

En cambio, lo que debes hacer es seguir adelante y llevar tus hombros activamente lejos de tus orejas alargando hasta la parte trasera de tus axilas. Asegúrate de empujar tus omóplatos hacia tu coxis. Al mismo tiempo asegúrate de empujar las costillas laterales hacia adelante. Si necesitas ayuda para aprender esto, aquí tienes un buen consejo. Sigue adelante y levanta cada mano en un bloque.

# *POSTURA DE YOGA 4: POSTURA DEL NIÑO*

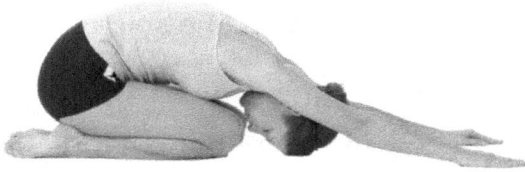

La siguiente postura que me parece ser muy beneficiosa como un principiante de yoga. Esta postura es fantástica para estirar la espalda. Para empezar la postura del Niño, baja tu cuerpo en la colchoneta con la parte inferior descansando sobre los talones. Levanta tus manos e inclínate hacia adelante hasta que tu cabeza toque tus rodillas y tus brazos estén estirados frente a tus rodillas.

En mi opinión esta es una de la postura más importante que puedas aprender porque mantiene la espalda y torso bien estirados. Los músculos tensos hacen que el yoga sea muy difícil. La postura del Niño es una excelente postura de transición que empieza con la mesa (en cuatro patas). Me parece que esta postura puede servir como una posición de descanso si necesito concentrarme en mi respiración.

Siempre debes empezar la mesa con tus manos directamente bajo tus hombros y tus rodillas separadas a la anchura de tus hombros. Deja caer tus caderas encima de tus talones y estira tu torso hacia abajo y recto. No muevas tus manos a medida que te mueves hacia la Postura del Niño.

67

Esto permitirá que el estiramiento llegue hasta tus muñecas a medida que tus brazos se estiran. He descubierto que como principiante, no puedo relajarme completamente en esta posición. Si te sucede lo mismo, intenta separando tus rodillas y deja más espacio para tu abdomen. Permítete relajarte en esta posición y concéntrate en tu respiración.

## Beneficios de Salud de la Postura del Niño:

La postura del Niño estira suavemente tu espina dorsal y tu ingle interior. Esto ayuda a calmar tu cerebro y también ayuda a aliviar la fatiga y el estrés.

## Consejos para Principiantes de la Postura del Niño:

Si no puedes sostener fácilmente los pies con las manos entonces intenta lo siguiente. Sigue adelante y sostén cada pie con una correa de yoga. Asegúrate de que esté enroscada alrededor del arco medio.

## *POSTURA DE YOGA 5: PINZA DE PIE*

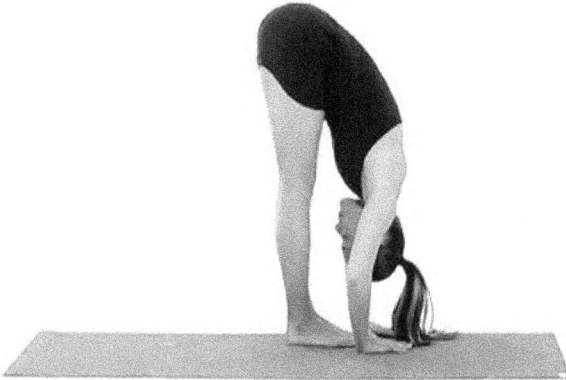

Otra postura de transición fantástica es la Pinza de Pie. Yo uso mucho esta posición como una posición de descanso entre las posiciones de pie. Esta pose es especialmente útil para alargar la espina dorsal. Particularmente me gusta esta postura porque es buena para relajar los músculos del cuerpo después de un largo día.

Párate con tus pies ligeramente separados y tus manos a los lados. A medida que exhalas, inclínate hacia adelante desde las caderas y deja que tu torso caiga suavemente hacia adelante. Deja que tus rodillas se doblen para que puedas estirar completamente tu columna. Intenta descansar tu torso en tus muslos y lleva tus manos al suelo. Llega solamente hasta te resulte cómodo.

Como principiante, con frecuencia tengo que modificar esta postura. Yo uso un bloque para descansar mis manos, ya que soy incapaz de descansar mis manos cómodamente en el suelo.

También puedes ajustar la flexión de tus rodillas a un nivel cómodo. Esta postura es maravillosa para estirar los músculos isquiotibiales y las pantorrillas y aliviar la tensión en la espalda baja.

## Beneficios de Salud de la Postura de la Pinza de Pie:

- La postura de la pinza de pie es relajante para tu cerebro y ayuda a aliviar la depresión suave y el estrés de una forma maravillosa

- Estimula tus riñones e hígado

- La postura de la Pinza de Pie ayuda a estirar tus músculos isquiotibiales, tus caderas y tus pantorrillas

- También ayuda a estirar tus rodillas y muslos

- La postura de la Pinza de Pie ayuda a mejorar tu digestión

- Ayuda a aliviar los síntomas de la menopausia

- La postura de la Pinza de Pie ayuda a reducir la ansiedad y la fatiga

- Ayuda a aliviar el insomnio y los dolores de cabeza

## Consejos para Principiantes de la Postura de la Pinza de Pie:

Para ayudar a aumentar el estiramiento de la parte posterior de tus piernas, flexiona las rodillas ligeramente. Imagina que el sacro se está hundiendo profundamente en la parte trasera de tu pelvis y asegúrate de acercar el coxis a tu pubis.

Entonces contra esta resistencia, empuja tus muslos superiores hacia atrás y tus talones hacia abajo y estira nuevamente tus rodillas.

Ten cuidado de no estirar tus rodillas bloqueándolas hacia atrás (puedes intentar presionar tus manos en la parte posterior de cada una de tus rodillas para proporcionar un poco de resistencia).

## *POSTURA DE YOGA 6: GUERRERO UNO*

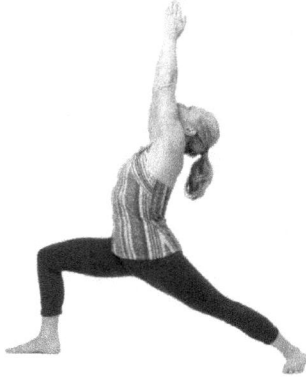

Guerrero uno se trata del control. Yo trato de realizar esta postura por etapas para aumentar mi equilibrio mientras saco el mayor provecho del estiramiento. Esta postura es excelente para estirar las rodillas y estirar el cuerpo.

Coloca los pies hacia afuera con tus dedos apuntando hacia adelante. Coloca tus manos en tus caderas y gira tu pie derecho 90 grados. Deja que tu rodilla derecha le siga mientras giras el torso a la derecha. Toma un momento para encontrar el equilibrio y en la siguiente exhalación, flexiona tu rodilla derecha hasta que tu rodilla esté directamente encima de tu tobillo.

No flexiones demasiado. Apenas podrás ver tus dedos más allá de tu rodilla. Agrega otro elemento a la postura, levanta tus manos sobre tu cabeza, con las palmas juntas. Mantén esta posición durante varias respiraciones y repite con el otro lado.

Deberías sentir el estiramiento a través de tu pierna izquierda hasta tus muñecas. Me tomó algo de tiempo poder elevar las manos en esta posición. Mantener tus manos en tus caderas y tu mirada hacia adelante todavía te permitirá estirar la parte inferior del cuerpo. Continúa hasta que puedas relajarte en esta pose.

## Beneficios para la Salud de la Postura del Guerrero Uno:

La postura del Guerrero estira los pulmones, pecho, hombros y cuello, ingles (psoas) y vientre. Estira tus brazos y hombros así como los músculos de la espalda. La posición de Guerrero Uno estira y fortalece tus tobillos, pantorrillas y muslos

## Consejos para Principiantes de la Postura del Guerrero Uno:

Recuerda lo siguiente. Cuanto tu rodilla frontal se esté flexionando en esta posición, los principiantes de yoga tienen la tendencia a inclinar la pelvis hacia adelante, lo que levanta el coxis y comprime su espalda baja.

Ten en cuenta a medida que realizas el paso 2 de la postura del Guerrero Uno, asegúrate de levantar el pubis hacia tu ombligo y también de alargar tus cola hacia el suelo. Asegúrate de tomar en cuenta lo siguiente. A medida que flexionas la rodilla, continua levantando y bajando los dos huesos, manteniendo borde superior de la pelvis paralelo al suelo en el que estás parado.

## *POSTURA DE YOGA 7: POSTURA DE LA PALOMA*

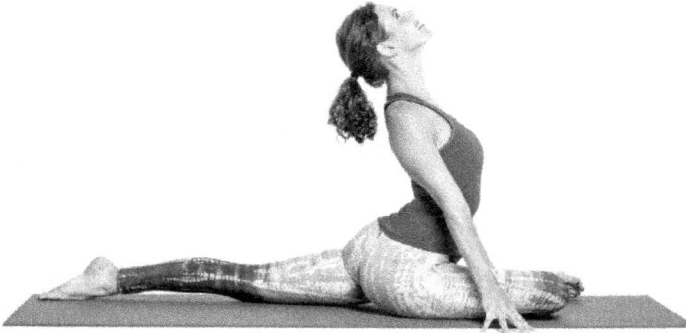

Esta postura de la Paloma es uno de mis estiramientos favoritos. Abre las caderas y los muslos y es una excelente forma de aliviar la tensión que puede acumularse por estar sentado todo el día. Yo sé que después de un largo día, ¡esta postura se siente muy bien!

Desde la mesa, muévete a la posición del Perro Boca Abajo. Desde allí, eleva tu pierna derecha hasta formar una línea recta con tu cuerpo. En un movimiento fluido. Lleva tu pierna derecha debajo del cuerpo, doblando la rodilla y bajando las caderas. Tu rodilla derecha debería estar cerca de tu mano derecha, con la rodilla apuntando hacia el costado.

Ambas caderas deben tocar el suelo. Puedes subir la mirada para abrir la espalda baja, o doblar tus codos hasta que estés descansando sobre tus brazos y lleva tu frente hacia el suelo. Esto profundizará el estiramiento de tus caderas. Para volver a la posición del Perro Boca Abajo, enrosca los dedos de tu pie izquierdo y presiona tus manos en la colchoneta de yoga. Levanta tus caderas y luego mueve tu pierna derecha hacia atrás para ponerla al nivel de la izquierda. Repite la postura con tu lado izquierdo.

Como principiante encuentro que no puedo conseguir que ambas caderas toquen el suelo. Si este es el caso, coloca un bloque debajo del muslo derecho para darle soporte a tu cuerpo. Si tus caderas no están a la misma altura, pondrás mucha presión en la parte baja de tu espalda.

**Beneficios de Salud de la Posición de la Paloma:**

La posición de la Paloma ayuda a abrir tus caderas y además la parte frontal de los muslos superiores.

**Consejos para Principiantes de la Postura de la Paloma:**

Lleva tus manos hacia atrás para que tu cuerpo esté vertical sobre tus caderas. No olvides respirar y presionar tus manos para sacar un poco de peso de la cadera y llevar tus caderas al mismo nivel hacia el frente de la colchoneta de yoga.

Tómate tu tiempo para hacerlo y mantén la parte frontal de tu cuerpo muy larga y muy abierta.

## *POSTURA DE YOGA 8: LA POSTURA DEL ÁRBOL*

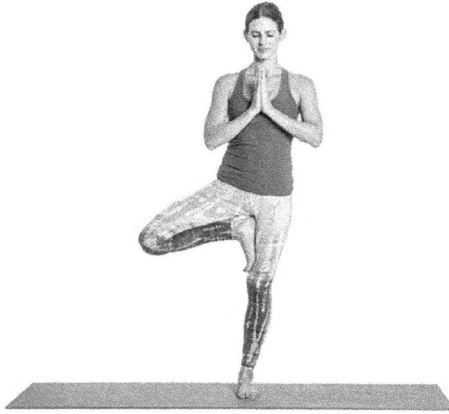

La postura el Árbol es una postura de equilibrio que ayuda a fortalecer tu concentración. Al principio, tuve que luchar con esta postura, pero ahora puedo mantener la posición por más tiempo.

Párate con tus pies juntos y tus manos en tus caderas. Si tienes problemas para mantener el equilibrio, haz esta postura cerca de una pared para protegerte de una caída.

Cuando estés listo, levanta tu pierna derecha del suelo y flexiona la rodilla. Toma tu tobillo derecho y coloca la planta de tu pie contra el muslo interno de la pierda izquierda. Los dedos del pie derecho deben apuntar hacia el suelo. Si es necesario, puedes modificar esta postura colocando la planta de tu pie derecho contra la pantorrilla de la pierna izquierda. No permitas que tu pie derecho descanse contra la rodilla.

Encuentra tu equilibrio, y cuando estés firme, junta tus palmas y colócalas frente al corazón. Si te es posible, levanta las manos por encima de tu cabeza. Mantén la Mirada hacia el frente.

Conserva esta posición por varias respiraciones. Luego repite con el lado izquierdo.

La postura del árbol es una postura pacífica y muy útil, no solo para mejorar el equilibrio sino también para tranquilizar tu mente y centrar tu atención. Yo todavía dejo mis manos frente al corazón, en lugar de levantarlas, ya que mi equilibrio es mejor en esta posición. Pero seguiré practicando hasta que pueda ejecutar esta postura completamente. ¡Espero que tú también sigas practicando!

## Beneficios para la Salud de la Postura del Árbol:

- La postura del Árbol fortalece tus muslos, piernas, tus tobillos y tu espina dorsal

- Estira tus muslos internos y tu ingle y tu pecho y hombros

- La posición del árbol mejora el sentido del equilibrio

- También alivia la ciática y reduce los pies planos

## Consejos para Principiantes de la Postura del Árbol:

Si el pie elevado tiene a deslizarse por la parte interior del muslo mientras realizas esta posición, coloca una colchoneta de yoga doblada entre el pie levantado y el muslo interno.

## *POSTURA DE YOGA 9: LA POSTURA DEL PUENTE*

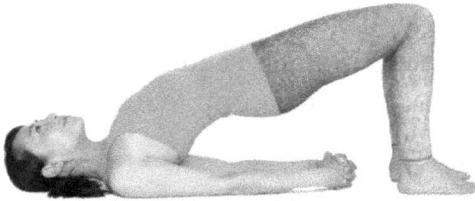

La postura del Puente abre tus hombros y pecho; fortalece tu espalda, glúteos y músculos isquiotibiales; aumenta la flexibilidad de tu columna vertebral; calma tu mente.

Todo lo que tienes que hacer es acostarte sobre tu espalda y colocar tus manos a los lados.

Flexiona las rodillas y levanta el torso lentamente. Lo más importante que debes recordar sobre esta y cualquier posición de yoga es mantener tus músculos centrales tan apretados como sea posible. Esto optimizará la efectividad de la postura de yoga.

### Beneficios Terapéuticos de la Postura del Puente:

- La postura del Puente calma todo el cuerpo en general

- Alivia el estrés acumulado y las depresiones leves

- La postura del Puente reduce los dolores de cabeza, el dolor de espalda, la fatiga, el insomnio y la ansiedad

- Ayuda a aliviar los síntomas del asma así como la hipertensión/presión arterial alta.

- También ayuda a aliviar los síntomas de la menopausia, sinusitis y osteoporosis

## POSTURA DE YOGA 10: LA POSTURA DE LA COBRA

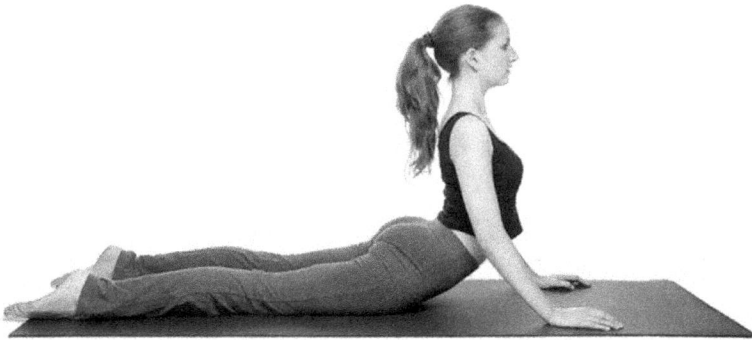

La postura más desafiante de aprender para los principiantes es la postura de la Cobra. Esto se debe a la cantidad de fuerza muscular que se requiere para ejecutar esta postura adecuadamente.

Primero, te acuestas sobre tu estómago en la colchoneta con tu nariz en el suelo. Coloca las palmas de tus manos en tu colchoneta de yoga, y usando los músculos centrales, levanta la parte superior del cuerpo hasta que los brazos estén extendidos.

Esta es una postura difícil porque cada vez que la hago quiero usar mis manos para levantar el torso. Las manos son para mantener el equilibrio y dar apoyo. Los músculos centrales deben realizar el trabajo.

**Beneficios para la Salud de la Postura Cobra:**

- La postura Cobra ayuda a fortalecer tu columna

- Ayuda a estirar el pecho y tus pulmones.

- La postura de la Cobra también ayuda a tu abdomen y hombros

- La postura de la Cobra ayuda a reafirmar tus glúteos

- Ayuda a estimular tus órganos abdominales e incluso es buena para aliviar los niveles de estrés

- La postura de la Cobra ayuda aliviar los niveles de estrés y los niveles de fatiga

- También abre tu corazón y tus pulmones y alivia todo el cuerpo

- La postura de la Cobra ayuda a aliviar la ciática y es una forma muy efectiva y terapéutica de curar el asma

**Consejos para Principiantes de la Postura de la Cobra:**

Como principiante de yoga nunca debes excederte en la flexión de la espalda en esta posición. Para descubrir la altura a la que puedes llegar cómodamente para evitar tensiones en la espalda, asegúrate de levantar las manos del suelo por un momento. Si lo haces así, la altura que encuentres estará a lo largo de las extensiones de tu cuerpo.

## *POSTURA DE YOGA 11: LA POSTURA DEL TRIÁNGULO*

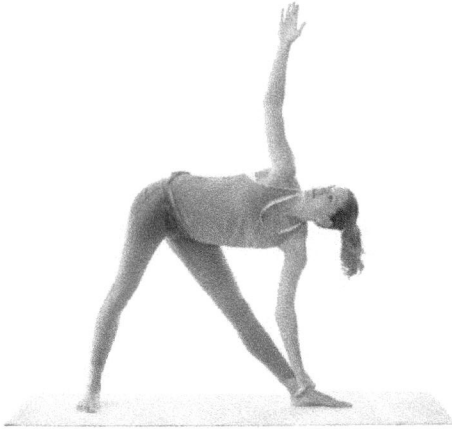

La postura más desafiante de aprender para los principiantes es la postura del Triángulo. Esto se debe a la cantidad de fuerza muscular que se requiere para ejecutar esta postura adecuadamente.

Esta postura es un poco diferente en cuanto a mantener el equilibrio; los ojos deben mantenerse abiertos. Hay una gran variedad de posturas que vienen con la práctica de esta postura.

Estas incluyen reducir los efectos negativos de la ciática y el dolor de espalda, Alivia el estrés y la ansiedad, mejora el proceso de digestión, mejora el equilibrio físico y el equilibrio metal, abre y estira la columna vertebral, pecho, hombros, pantorrillas, músculos isquiotibiales, ingle y caderas. También fortalece el cuerpo, brazos, rodillas y piernas.

Esta es una postura difícil porque cada vez que la practico, quiero usar mis manos para levantarme. Los brazos son más para el equilibrio y soporte. Los músculos centrales deberían realizar la mayor parte del trabajo.

## Beneficios de Salud de la Postura del Triángulo:

- La postura del triángulo ayuda a estirar tus piernas, los músculos que rodean la rodilla, las articulaciones de los tobillos, tus caderas, los músculos de la ingle, tus músculos isquiotibiales, tus pantorrillas, tu pecho, tus hombros y columna vertebral

- Fortalece tus rodillas y piernas, tus tobillos, tus oblicuos, tus abdominales y la espalda

- La postura del triángulo ayuda a estimular el funcionamiento de los músculos abdominales y también alivia tus niveles de estrés
- Mejora el estreñimiento y la digestión

- La postura del Triángulo ayuda a aliviar los síntomas de la menopausia y el dolor de espalda

## *CÓMO SEGUIR CON LAS POSTURAS*

Durante cada sesión de yoga, yo empiezo con la postura de la montaña.

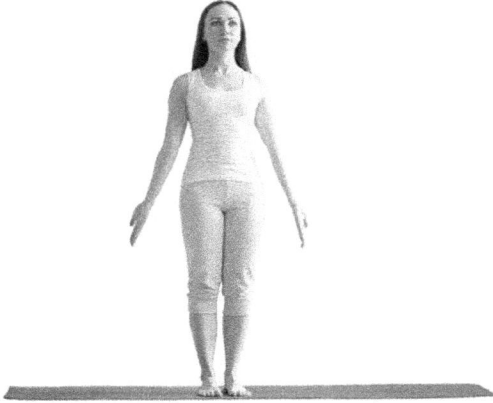

Te paras con los pies separados a la altura de la cadera y tus brazos a los lados. El punto es ponerse de pie, con el pecho erecto, para representar una montaña.

Saliendo de la postura de la montaña puedes continuar con la postura del Guerrero. Para hacer la postura del Guerrero, simplemente estira una pierna según la postura del Guerrero y flexiona la rodilla hasta que esté justo encima del talón. Lleva los brazos a los lados y mantén los brazos paralelos a la rodilla y el cuerpo.

Cada postura de yoga para principiantes tiene su beneficio. Las siete de las que acabo de hablar son las que los principiantes deberán conocer para avanzar en su entrenamiento de yoga.

Al principio, era escéptica sobre si el yoga sería un entrenamiento efectivo, después de la primera sesión estaba cansada y me sentía muy bien. El yoga libera todas las toxinas del cuerpo y te deja sintiéndote rejuvenecido y renovado.

## Beneficios para la Salud de la Postura de la Montaña:

La postura de la Montaña ayuda a mejorar tu postura, pero también ayuda a fortalecer tus muslos. Es conocida por sus poderosos resultados de sanación y puede aliviar el dolor de espalda.

## Consejos para Principiantes de la Postura de la Montaña:

Practica la postura de la montaña con tu espalda presionada contra la pared para que puedes sentir realmente la alineación que está ocurriendo. Si lo necesitas, también puedes usar un bloque entre tus piernas. Aprieta el bloque entre tus piernas y gira ligeramente el bloque hacia atrás para sentir el compromiso y la rotación de tus muslos.

# UN GIRO FINAL: CONCLUSIÓN

El yoga es un sistema popular en la Norteamérica moderna. Es extremadamente común en los Estados Unidos. En las últimas décadas, las escuelas de Yoga, maestros y clases han estado apareciendo por todo el país. Hay varias razones para esto.

La naturaleza del Yoga es holística o individualista. Llega y se forma de muchas formas diferentes. El yoga es un método o vehículo utilizado para explorar muchas cosas. Estas varían desde el cuerpo perfecto hasta la paz interior, el autoempoderamiento hasta la unión con el ambiente o lo Divino. Si deseas dedicarte a buscar lo Sublime o Divino, hay un yoga para ti. Si quieres trabajar para obtener la calma interior – hay un yoga para ti. De hecho, posiblemente hay un tipo de yoga diseñado para satisfacer las necesidades de casi todos.

El yoga puede ser tradicional o clásico como el Hatha Yoga. Podría estar orientado al ejercicio como el Power Yoga. El yoga también involucra a sus seguidores y practicantes en la búsqueda de su significado en la vida, unidad con lo Divino o en activismo. Aunque el Hatha Yoga proporciona la esencia básica para muchas practicas norteamericanas de yoga, hay inspiraciones de otros países asiáticos. El Yoga Tailnadés y Zen Yoga son solo 2 ejemplos de un enfoque cada vez más amplio de un proceso singular.

Sin embargo, a pesar de la variedad de grupos que instan a los individuos a practicar yoga de acuerdo a sus conceptos y métodos, el yoga sigue siendo constante en su afinidad a sus orígenes. En ello, la importancia de la respiración de vida es primordial. Es solo a través de la respiración que la energía y la realidad de nuestra vida se manifiestan de manera obvia.

El yoga utiliza la respiración y todo lo que implica y simboliza. Incluso cuando es reducido a ejercicios físicos, la respiración sigue siendo importante y significativa. Cuando un practicante combina las técnica de respiración de pranayama con las asanas (movimientos, posturas, o incluso el flujo de los movimientos) y la meditación, el resultado es completo. Es tan individualista o grupal como el yoga, el practicante y el maestro lo permitan.

No es de sorprender que el yoga siga siendo popular y continúe construyendo una base sólida. Muta y se adapta con los tiempos mientras mantiene su verdad central en el núcleo. No hay sorpresas aquí. Al recurrir al yoga, algunos encuentran los medios para tonificar su cuerpo y fortalecer su centro interior; otros encuentran una forma de alcanzar una paz interior y descubrir el verdadero significado de lo espiritual.

## ¿Es el Yoga la forma perfecta de ejercicio y relajación?

Vamos a hacer una lista de cuál sería nuestro tipo ideal de ejercicio. Primero, debe ser lo suficientemente simple para que cualquiera pueda hacerlo, pero tiene variaciones suficientes y diferentes métodos para mantener el interés de alguien que ha estado practicando por años. Tendría que ser fácil de aprender para que la gente pudiera aprender los fundamentos rápidamente y empezar a ver los beneficios tan pronto como sea posible. Para ser una forma perfecta de ejercicio tendría que ser capaz de mantener nuestro cuerpo en buena forma por sí mismo. Ayudaría con la pérdida de peso, circulación y aumentando la fuerza de los músculos. Estimularía el sistema linfático así como el flujo sanguíneo y ayuda al cuerpo a eliminar los productos de desecho, mejorando la respuesta general del sistema inmune. También tendría beneficios que irían más allá de la salud – la agudización de la mente y una mayor sensación de bienestar y satisfacción. De forma ideal sería una forma de ejercicio que no requiere un equipo costoso y que podría ser practicado prácticamente en cualquier lugar, solo o en grupo.

Este es un conjunto de prerrequisitos bastante demandantes para una forma perfecta de ejercicios. Veamos si el Yoga cumple con estos estándares.

El yoga es una disciplina que tiene sus raíces en la India. Los documentos en los que se basa el yoga moderno tienen cientos de años de antigüedad, y los principios detrás de estos documentos fueron practicados mucho tiempo antes de eso. Es una forma de ejercicio de bajo impacto que ha sido modificado y personalizado literalmente por miles de maestros y entusiastas diferentes. Como resultado existen numerosos 'estilos' de Yoga, pero todos tienen los mismos antecedentes centrales y creencias. A lo que nos referimos como Yoga en el Occidente es generalmente el componente físico de toda una filosofía de vida que tiene sus propias creencias y códigos de éticas incorporado.

El enfoque físico del Yoga está en sus posturas y movimientos lentos que son de bajo impacto y generalmente no usan nada más que el propio cuerpo. Algunas veces se usan accesorios y soportes para ayudar al cuerpo a lograr y mantener una postura particular. Las posturas pueden variar en gran medida en su grado de dificultad e incluso la misma postura puede tener muchas etapas o niveles diferentes. El ejemplo perfecto es un estiramiento simple hacia adelante. Una persona puede ser capaz de estirarse más allá de las rodillas, otra puede alcanzar sus tobillos y alguien más podría ser capaz de tocar el suelo. Este nivel de progresión nos permite ver una diferencia física en nuestro nivel de flexibilidad a medida que practicamos el Yoga más regularmente. Y debido a que el Yoga no requiere ningún equipamiento no estamos confinados a establecer horarios de clase y podemos practicar Yoga en cualquier momento y en cualquier lugar. Incluso podemos hacer los ejercicios de respiración para despejar la mente mientras estamos trabajando en el escritorio.

El Yoga tiene algunos beneficios para la salud increíbles que derivan en una respiración controlada y un aumento del flujo sanguíneo. Los órganos del cuerpo simplemente no operan en su máxima eficiencia a menos que estén recibiendo oxígeno y los nutrientes que ellos necesitan. Los productos de desecho de nuestros músculos y órganos son eliminados por el sistema linfático. Ambos sistemas pueden desarrollar puntos de estrangulamiento y de bloqueo que serán abordadas y corregidas las posturas de Yoga. El resultado es una mejor presión arterial y regulada, un sistema inmune más eficiente y un proceso digestivo óptimo.

Debido a que los movimientos de Yoga son lentos y simples, el enfoque sobre la respiración correcta tiene un efecto mental pronunciado sobre el cuerpo. Nos proporciona una mayor capacidad de concentración, y de despejar nuestros pensamientos. Esto es una ventaja valiosa en la vida moderna y su importancia no debe ser subestimada.

Finalmente muchos entusiastas regulares del Yoga te dirán que hay un lado espiritual del Yoga, cuánto afecta esto a un individuo probablemente dependerá de sus creencias antes de que empiece a practicar Yoga, pero tal vez podría pensar en ello con mayor precisión, con una mayor comodidad y conexión con su propio cuerpo. Una mayor aceptación de sí mismo, y comodidad con tu propio ser resulta directamente en personas más felices.

Entonces, parece que el Yoga en realidad marca todas las casillas y puede ser considerado como una forma de ejercicio perfecta.

# Los Efectos Y Beneficios De Los Diferentes Tipos de Yoga

Los orígenes del Yoga datan de hace unos 4000 años y están basados en las prácticas espirituales del Lejano Oriente diseñados para alcanzar la propia Naturaleza Divina. En el mundo occidental de hoy en día es visto principalmente como una forma de ejercicio aunque todas las formas de Yoga todavía se basan en las tres técnicas tradicionales del Yoga Oriental. Estos tres elementos fundamentales del Yoga son las Asanas (Sánscrito para Posturas), la Pranyama (el Sánscrito para la respiración o el control de la respiración) y la meditación. El Yoga aumenta la fuerza del tus músculos, tu flexibilidad, te ayuda a relajarte, a calmarte y centrar tus pensamientos.

### Diferentes Tipos de Yoga

**Raja Yoga**:   Esta forma de Yoga se enfoca en lograr la unificación o unidad ( Samadhi ) mediante las ahstangas del Yoga (Yama, Niyama etc).   Se cree que cualquiera lo suficientemente competente para lograr el objetivo de Samahdi a través de este método es un Raja(Rey del Yoga).   Uno de los ejemplos más famosos es Swami Vivekananda.

**Bhakthi Yoga**: En el Bhakthi yoga una persona busca alcanzar el máximo estado de unidad o afinación a través del poder puro de devoción y fe. El Bhakthi no se enfoca en los métodos tradicionales de pranyama, yogasnas o mudra, y en cambio predica la atención a un dios amoroso, devoción incuestionable a la voluntad de dios y compartir el amor de dios hacia la humanidad.

**Jivamukti Yoga**: En 1986 Sharon Gannon y David Life desarrollaron el método Jivamukti Yoga porque creían que las prácticas occidentales del Yoga tradicionales solo se enfocaban en los aspectos físicos del Yoga Oriental y no en lo espiritual.

**Ananda Yoga**: Esta disciplina es preparatoria para entrar en un estado de meditación. Las posturas suaves, alineación correcta del cuerpo y enfoque en la respiración se utilizan hacia el final de la preparación del Yogi para un estado de meditación.

## Los Efectos del yoga

Existen varios caminos diferentes que tienen la intención de llevar a una persona a un estado más alto o la realización de Moksha (la unidad con la máxima realidad). Se refiere a una 'unidad del ser' gradual a través de una fuerte disciplina espiritual para que cada sesión de yoga subsecuente lo acerque un poco más a un estado de aceptación de sí mismo y su lugar en el universo. El ego es visto como un aspecto que limita nuestra capacidad de aceptar nuestro lugar en el universo y algo que se va atenuando gradualmente. Las Margas tradicionales de yoga, o camino a la salvación, involucraría un largo y dedicado aprendizaje de un Gurú del Yoga.

## Los Beneficios del Yoga

El Yoga tiene una serie de beneficios específicos. Uno de los más conocidos y comentados es un aumento en el nivel de flexibilidad. El yoga trabajará a través de todos los grupos de músculos y garantizará un aumento en el rango de movilidad a través de la atención que presta a algunos grupos musculares que con frecuencia son pasados por alto por otros programas de ejercicios. El yoga también trabaja las glándulas internas y los órganos del cuerpo de una forma completa. Esto es una habilidad muy impresionante cuando consideramos que el Yoga puede actuar sobre las glándulas y órganos como la próstata que es poco probable que puedan recibir ninguna estimulación externa regular.

Otra ventaja del yoga es la tonificación de los músculos. El exceso de flacidez se desprende de los músculos que se han vuelto flácidos y débiles. La circulación se ve mejorada en gran medida por las posiciones de Yoga que asistirán al cuerpo a despejar los nudos y bloqueos. Esto, combinado con la valiosa habilidad de aprender a respirar adecuadamente resultan en un aumento del flujo sanguíneo hacia los órganos vitales y el en todo el cuerpo.

# Yoga Para Los No Espirituales

Para muchas personas la primera imagen que les viene a la mente cuando piensan en el Yoga es un pequeño anciano con taparrabos sentado sobre un pilar de piedras con sus piernas cruzadas y sus brazos sobre las rodillas. Probablemente está cantando, tarareando o tiene una apariencia de relajación y serenidad en su rostro. No soy una persona a la que le gusta estar sentada quieta sin hacer nada y odio cada minuto que siento que he desperdiciado así que sentarme todo el día sin hacer nada no me parece atractivo. He cambiado bastante esa percepción inicial y en este artículo quiero contarte sobre el viaje personal que me enseñó los beneficios del yoga para una persona muy poco espiritual.

La primera clase de yoga a la que fui pasé mucho tiempo sentada en silencio con una expresión de aburrimiento en el rostro y pensando, "Esto es tan tonto". Escuché al instructor hablar sobre la paz interior, y la armonía y el equilibrio y la energía fluyendo a través de mi cuerpo y estuve muy cerca de no regresar de nuevo. Luego tuve suerte.

Uno de los chicos de la clase era profesor de la universidad local y me pareció un poco extraño que un profesor de biología estuviera haciendo esta cosa del Yoga espiritual. Tuve la oportunidad de hablar con él brevemente. En realidad me señaló y observó que estaba aburrida. Él me explicó que se había sentido de la misma forma cuando empezó y entonces tradujo las palabras del instructor en términos de biología y todo le pareció muy bien.

Eso me golpeó como una tonelada de ladrillos. A medida que pensaba más y más en eso pude verlo desde un punto de vista puramente científico. Por ejemplo, toma la 'energía' que fluye a través de tu cuerpo. Muchas personas se apagan cuando escuchan hablar de esta forma, pero es un componente central del Yoga. Yo sustituí 'sangre' por energía y le di una nueva mirada a todo el proceso.

Yo sé que la sangre transporta los nutrientes y oxígeno por todo el cuerpo. Yo sé que si nuestras células no reciben esos nutrientes y suplementos se debilitan y nos enfermamos. Yo sé que la gente puede enfermarse si tienen una presión arterial alta o baja. El flujo de sangre regular y saludable es claramente un factor muy importante para mantenernos sanos. Por supuesto, el Yoga fue usado por primera vez hace muchos cientos de años y aunque sería arrogante asumir que sabemos todo sobre la circulación y el flujo sanguíneo, ciertamente sabemos más de lo que sabía un campesino chino promedio en esa época. "Energía" es solamente una palabra linda que cualquiera puede entender por el flujo de sangre.

Yoga estira ciertas áreas musculares y le permite a nuestra sangre fluir más libremente y llevar los nutrientes a todas las partes del cuerpo que las necesitan. Esa es una buena explicación científica que yo estoy muy feliz de aceptar. Puedes hacer lo mismo con otros términos 'alternativos' con los que no te relacionas cuando escuchas al profesor hablar de ellos. La paz interior, unidad, tranquilidad emocional – todos son una forma muy elegantes de decir concéntrate en una cosa – tu flujo de sangre y la salud que te aporta, o tu respiración y el suplemento de vida que el oxígeno te aporta. Concéntrate solo en eso por una pequeña parte del día y haz que tu único objetivo sea estar vivo y saludable. Olvídate de lo que está pasando en la oficina porque no puedes resolverlo desde aquí. Olvídate lo que tu esposo o esposa está haciendo o si los niños están siendo intimidados en la escuela y concéntrate solamente en ser tú, estando vivo y estando sano.

Ahora se ha atribuido al estrés como un factor de gran importancia en más del 40% de los problemas médicos. El estrés, en pocas palabras, es causado por pensar demasiado. Esta práctica nos muestra cómo dejar que todas esas preocupaciones sean algo en las que podemos pensar después y dejar al cerebro libre para concentrase en realizar todas sus funciones vitales de salud.

Es extraño que a medida que hago más y más Yoga he desarrollado un lado espiritual que nunca había conocido. No es algo religioso sino un caso de reconocimiento de que mi propia salud y bienestar son importantes y dignos de ser considerados una prioridad. Si te sucede lo mismo todavía está por verse, pero si has estado posponiendo el aprendizaje de Yoga o el intentarlo debido a toda la charla espiritual puedo asegurarte que hay razones científicas detrás de esto y que si le das la oportunidad podrías sorprenderte.

## "¿Conoces Tu Yoga?" El Cuestionario

Este es un breve cuestionario para ver si las ideas que tienes sobre el Yoga son correctas. Yoga es una descripción muy amplia que abarca una variedad de tipos y estilos diferentes así que las preguntas y explicaciones dadas como respuestas son igualmente amplias.

**Pregunta Uno: ¿Qué es el Yoga?**

a/ Un Programa de Ejercicios.

b/ Un Programa de Meditación.

c/ Un Programa de Sanación.

d/ Todas las anteriores.

Si respondiste (D) entonces tienes una idea. Buen trabajo. El Yoga puede ser cualquiera de estas cosas y con frecuencia es todas ellas a la vez. En su nivel más simple es un programa de ejercicios que, cuando se practica de manera regular aumenta la fuerza y flexibilidad en el cuerpo. Debido a la velocidad con la que se cambian las posiciones y el énfasis en el ejercicio estático, muchas clases de yoga hacen énfasis en la respiración y dirigir la energía y pensamientos a diferentes partes del cuerpo. Este aspecto del Yoga es donde se asemeja más a un programa de Meditación, aunque lo que significa exactamente la meditación en el caso individual de cada persona va a depender de él o ella. Finalmente, el Yoga es más definitivamente una forma de sanación. Te permite aumentar tu flujo sanguíneo, que transporta el oxígeno y nutrientes a todas partes del cuerpo, acelerando en gran medida la velocidad de sanación. Las acciones de estiramiento también son buenas para sanar las lesiones de los tejidos siempre y cuando se realicen en la profundidad correcta. Extender demasiado puede llevar a volver a dañar una lesión, así que es importante conocer tus límites. El Yoga también puede ser una estrategia de curación preventiva fantástica y es por eso que las clases de yoga prenatales son tan populares. Ellas preparan el cuerpo de las mueres para el parto y debido al estiramiento de músculos específicos las mujeres que practican el yoga prenatal se recuperan y se ponen en forma más fácilmente después del parto.

**Pregunta Dos: ¿Los Ejercicios de Yoga son _____?**

a/ Rápidos.

b/ Lentos.

c/ Estáticos.

d/ Todas las anteriores.

Generalmente el Yoga es un ejercicio estático así que (C) es tu respuesta. Sin embargo, se podría argumentar a favor de (B) porque los movimientos entre los ejercicios también son parte de la ecuación del Yoga. A menudo un ejercicio involucra un estiramiento largo y lento, empujando gradualmente un poco más allá, pero finalmente el estiramiento debe ser sostenido por una cierta cantidad de tiempo para obtener el máximo beneficio. Los programas de ejercicios rápidos se tratan de hacer que el corazón bombee la sangre, mientras que el Yoga se trata de liberar bloqueos y hacer que la sangre fluya hacia todas las partes del cuerpo. Esta diferencia es bastante importante y el elemento clave en el éxito y popularidad del Yoga.

## Pregunta Tres: ¿Tienes Que Hacer Yoga En Clases?

A/ Sí.

B/ No.

La respuesta es no (B) – por supuesto que no. El Yoga puede ser algo que puede ser una actividad grupal fantástica, pero no tiene que ser así. Puedes perfectamente hacer Yoga sentado en tu habitación y nadie lo sabrá. Otras personas van al parque a hacer Yoga bajo el sol con algunos amigos. Otros hacen Yoga en el aeropuerto entre escalas. Cómo y dónde haces Yoga depende de ti. Lo que es fantástico es que no necesitas mucho espacio, y todo lo que necesitas es un poco de tiempo para trabajar en tu rutina. Además, si nadie te ve haciéndolo, nadie va a saberlo, a diferencia de ir a correr no estarás jadeando como un perro o sudando como un cerdo al final de cada sesión.

Con esto hemos llegado al final de este libro. Quiero agradecerles por elegir este libro.

Ahora que has llegado al final de este libro, primero nos gustaría expresar nuestra gratitud por elegir esta fuente en particular y tomarte el tiempo para leerlo completamente. Toda la información aquí contenida fue investigada y reunida para ayudarte a entender los principios del yoga de la forma más fácil posible.

Esperamos que lo encuentres útil y ahora puedes usarlo como una guía en cualquier momento que lo desees. También querrías recomendarlo a cualquier familiar o amigo que también pueda encontrarlo útil.

Como mencionamos en los capítulos anteriores, puedes ver exactamente cómo el yoga funciona y por qué te ayudará. Así que sigue adelante e inténtalo. Estamos seguros de que no te arrepentirás.

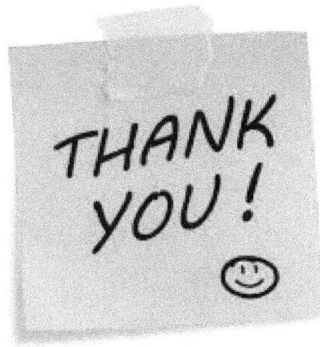

# TERAPIA DE MASAJES

*Una Guía Integral con los Consejos, Secretos y Beneficios de la Terapia de Masajes*

El siguiente eBook es reproducido con el objeto de proporcionar información lo más precisa y fiable posible. La compra de este eBook puede ser vista como un consentimiento del hecho de que tanto el editor como el autor de este libro no son de ninguna manera expertos en los temas aquí discutidos y que cualquier recomendación o sugerencia que se haga en este documento son únicamente con fines de entretenimiento. Debe consultar a un profesional cuando sea necesario antes de emprender cualquiera de las acciones aquí contenidas.

Esta declaración es considerada justa y válida tanto por la Asociación Americana de Abogados como por el Comité de la Asociación de Editores y es legalmente vinculante en todos los Estados Unidos.

Además, la transmisión, duplicación y reproducción de cualquier de las siguientes obras incluyendo información específica será considerado un acto ilegal independientemente de que sea realizado de manera electrónica o impresa. Esto se extiende a la creación de una segunda y tercera copia de esta obra o una copia grabada y solo está permitido con el consentimiento expreso por escrito del Editor. Todos los derechos adicionales reservados.

La información en las siguientes páginas es considerada en términos generales veraz y exacta  y como tal cualquier falta de atención, uso o mal uso de la información en cuestión por parte del lector hará que las acciones resultantes queden exclusivamente bajo su responsabilidad. No existe escenario alguno en el que el editor o autor original de esta obra pueda ser considerado de forma alguna responsable por cualquier dificultad o daño que pueda ocurrirles después de comprometerse con la información aquí descrita.

Además, la información en las siguientes páginas está destinada únicamente a fines informativos y por lo tanto, debe considerarse universal. Como corresponde a su naturaleza, se presenta sin la garantía de su validez respecto a su validez prolongada o calidad provisional. Las  menciones de las marcas registradas se hacen sin el consentimiento escrito y de ninguna forma pueden ser consideradas un respaldo del propietario de la marca registrada.

# CONTENIDO

# **INTRODUCCIÓN**

Con las estresantes rutinas y el escaso tiempo entre actividades, las personas que sufren de estrés se han convertido en algo común en el mundo de hoy. Y con el paso de los años, se han usado varias terapias y medicamentos para este propósito. Uno de esos métodos comunes es la terapia de Masajes que, en los últimos diez años, se ha convertido en uno de los tratamientos más populares en todo el mundo.

El rápido aumento de la terapia de masajes ha visto un aumento astronómico en la demanda de los terapeutas de masajes en todo el mundo. Ya sea que se trate de bebés, niños, adultos mayores en UCI o como parte un tratamiento médico integrado, los centros de masajes ya no se encuentran exclusivamente en spas y salones de masajes como solía ser el caso. También ha sido usada sustancialmente para el manejo de condiciones en paciente de cáncer y VIH. Por lo tanto, ahora el masaje es una parte integral de un amplio rango de instalaciones en la industria de la salud. Pero eso no es todo. En el mundo de los deportes, el masaje también ha ganado importancia, hasta el punto que en las olimpiadas, atletas de todo el mundo buscan mejorar su entrenamiento con una saludable sesión de masajes antes de una carrera.

Aunque los beneficios de la terapia de masajes no han pasado desapercibidos, ¿qué significa realmente masajes? El término "masaje" ha variado con el tiempo, y se le han atribuido diferentes significados, y como tal, no existe una definición unánime para esta palabra. Por ejemplo, en 1886, el *Diccionario Médico de Thomas de 1886* lo definió simplemente como:

"Masaje, del griego, significa amasar.

Significa el acto de lavar con champú."

Pero eso era solo el comienzo, y algunos años más tarde, en 1994, el Doctor Axel V. Grafstrom proporcionó una definición más profunda, quien definió al masaje en *Un Libro de Texto de Mecano-Terapia* como:

"Por masaje, entendemos una serie de movimientos pasivos en el cuerpo del paciente, realizados por el operador con el propósito de ayudar a la naturaleza a restaurar la salud. Estos movimientos pasivos son fricción, amasado, palpado, estiramiento, presión, vibración y caricias."

Esta definición fue ampliamente aceptada y el masaje se introdujo en el siglo XX sin perder su significado. Sin embargo, en 1970, el masaje fue definido por un diccionario estándar como: "manipulación manual o mecánica de las partes del cuerpo mediante frotamiento, amasado, caricias o similares, usados para promover la circulación, relajar los músculos, etc."

El Diccionario Encarta proporciona una definición online del masaje, donde es definido como:

"un tratamiento que consiste en frotar o amasar los músculos, con propósitos médicos o terapéuticos o simplemente para ayudar a la relajación."

Sin embargo, existen muchas otras formas de caracterización basados en el tipo o método. Aunque algunos consideran el masaje tradicional, otros lo consideran una forma moderna de tratamiento relajante. También hay versiones asiáticas y occidentales y orientales.

Con tantos tipos y parámetros diferentes a considerar, una plétora de definiciones es válida para la terapia de masajes. Pero básicamente, el masaje involucra el uso del contacto por parte de una persona como terapia de tratamiento para otra.

El masaje es llevado a cabo manualmente amasando, frotando, acariciando, comprimiendo o realizando algún tipo de manipulación en la piel. En la mayoría de los casos, el masaje es un placer para el deleite. La ponderosa relevancia del masaje significa que es una forma confiable de tratar dolores o rehabilitar lesiones. Generalmente es utilizado para mejorar la salud y consciencia así como para hacer que los atletas se recuperen más rápido de la fatiga muscular después de una competencia.

Aunque ha obtenido su reputación por ser usado para propósitos ligeramente "desagradables", el arte y habilidades del masaje son tan relevantes hoy en día como lo fueron en el pasado para tratamientos médicos, psicológicos y emocionales. La terapia de masajes por lo tanto, ayuda a los individuos a recuperarse de lesiones o actúa como una medida preventiva, por ejemplo en el masaje deportivo.

Como un tipo de tratamiento terapéutico, curativo, preventivo o habilitante, la terapia de masajes puede ser empleada de manera exclusiva o usada en confluencia con otros tipos de regímenes de tratamiento. Por lo tanto, puede ser usada en conjunto con terapias alternativas o tradicionales para formar parte de lo que se conoce como Medicina Complementaria y Alternativa (MCA).

En los próximos capítulos, descubriremos más sobre las complejidades y matices de la Terapia de Masajes. Los beneficios, propósitos, entrenamiento, terminologías usadas y tipos así como las distintas técnicas y enfoques adoptados comúnmente en la práctica del masaje. Ya sea el masaje de aromaterapia o el Masaje Punto de Gatillo suene más atractivo, descubre todo lo que necesitas saber sobre ellos y más en este e-book.

# 1
# La Historia del Masaje

El masaje tiene una larga historia que se remonta al pasado antiguo, con registros orales y escritos abrumadores de su práctica entre las civilizaciones que hemos llegado a conocer al día hoy.

## Masaje Antiguo

Desde los chinos hasta los romanos, los griegos, los hindúes y los egipcios, existen muchos registros del tremendo uso del masaje en la antigüedad como una parte complementaria o clave del tratamiento médico. La historia egipcia del masaje es evidente en las pinturas de sus tumbas que muestran individuos en sesiones de masajes. También se cree que los chinos, alrededor del año 3000 a.C., incorporaron los masajes en su programa de salud y ejercicios general. Una referencia que indica la adopción de la terapia de masajes por los chinos es *El Clásico de Medicina Interna del Emperador Amarillo* o Huang Ti Nei Ching Su Wen (ca. 2,700 B.C.) que indica: "Cuando el cuerpo se asusta frecuentemente, la circulación en las venas y arterias se detiene, y surgen enfermedades del entumecimientos y la falta de sensación. Para curar esto utilice masajes y medicinas preparadas a partir de las lías de vino." Algunas recomendaciones ofrecidas por el libro para el tratamiento de escalosfríos, parálisis y fiebre incluyen: "ejercicios de respiración, masajes en la piel, y ejercicios de manos y pies "

Las escrituras hindúes en 1800 a.C. indicaban además que la terapia de masajes era usada en confluencia con otros tratamientos para condiciones como la fatiga, pérdida de peso y la mejora del sueño. Estos escritos también informaban que el uso del masaje era una forma de mejorar la relajación. La Grecia clásica nos da finalmente un conocimiento más profundo del uso del masaje en la antigüedad.

## Masaje Griego Antiguo

Anatripsis es la palabra griega para masaje. El masaje fue ampliamente usado por los griegos para problemas relacionados con el dolor muscular, fatiga y condiciones similares entre los soldados.

105

Fue adoptado ya que se descubrió que el dolor y la tensión eran aliviados considerablemente tras someterse a una sesión de masajes durante el entrenamiento. Los griegos también empleaban el masaje en los deportes, ya que los atletas los utilizaban antes y después de los torneos. Sin embargo, el primer médico griego en usar el masaje como una forma de tratamiento médico fue Heródico quien creía que ayudaba a aumentar la longevidad. Heródico combinaba los masajes con aceites y hierbas en su administración del masaje como una forma de tratamiento médico.

Esto fue antes de que uno de sus estudiantes, Hipócrates (460 – 380 a.C.), quien fue apodado el "Padre de la Medicina," afirmara que el masaje era significativamente beneficioso para la mejora de las articulaciones y la mejora del tono muscular. Hipócrates consideraba que el mejor lugar para realizar un masaje era el corazón.

Existen varias menciones del masaje en los escritos de Hipócrates. Algunas de sus referencias más citadas respecto a los masajes están en sus libros "Sobre articulaciones" y "Sobre Cirugía." En el primero, Hipócrates afirma "El médico debe tener experiencia en muchas cosas, pero con seguridad en frotado (anatripsis), porque las cosas que tienen el mismo nombre no siempre tienen los mismos efectos. Para frotar una articulación que está demasiado floja, y aflojar una articulación que está demasiado rígida." (9), mientras que plantea que "Anatripsis [masaje o frotamiento] puede relajar, abrazar, encarnar, atenuar: la anatripsis dura abraza, la anatripis suave relaja mientras que demasiada anatripsis atenúa y una frotación moderada engrosa" en esta última (17).

## Masaje Romano

Los romanos fueron otra civilización que continuó el uso de la terapia de masajes para muchos beneficios de salud. "Frictus" que se traduce como "un frotamiento" es la palabra romana para masaje. Históricamente se ha creído que romanos prominentes incluyendo a Pliney y Julio César recibieron alguna forma de terapia de masajes. Aunque Julio César se sometió a los masajes principalmente para aliviar dolores de cabeza y neuralgia, Pliny, por otro lado, empleó el masaje para el asma.

El médico romano Aulo Cornelio Celso (ca 25a.C – ca 50 d.D.) también practicó el masaje, y denotó su importancia en su obra "De Medicina." El conjunto de 8 volúmenes vino con un número de volúmenes que discutieron la tipología, uso, y métodos de masaje o frotamiento. Aulo también planteó que el masaje podía proporcionar una cura para los pacientes paralíticos así como aliviar los dolores de cabeza. Otro médico llamado Galeno que sirvió a Septimio Severo y Marco Aurelio también enfatizó los efectos útiles de los masajes en muchas de sus publicaciones médicas.

# El Masaje en los Días Pasados

Después del Imperio Romano, hubo un descenso notorio en la práctica de la terapia de masaje o procedimientos médicos similares. Esto se debió, en parte, al hecho de que en los tiempos medievales o la Edad Media no se realizaron esfuerzos concertados para explorar la utilidad del masaje. También estaba el hecho de que el masaje exigía el contacto de las manos con la piel, un procedimiento que era considerado muy inapropiado y demasiado sensual para el mundo religioso de la época. Sin embargo, esta tendencia no fue el caso en el Oriente Medio y una serie de países no europeos.

Un notable contribuyente en el campo de la terapia de masajes con propósitos médicos fue Avicena (980-1037), un erudito persa cuyo nombre real era Ali al-Husayn Abd Allah Ibn Sinna. Avicena es el autor de muchas obras de importancia médica y también escribió libros de poesía, filosofía y teología. En sus palabras, el masaje estaba destinado "a dispersar las materias efímeras encontradas en los músculos y no expulsadas por el ejercicio."

Tras la baja aceptación del masaje en la Edad Media, la medicina recuperó popularidad en el periodo Renacentista, especialmente entre los hogares reales que reinaban en el momento. Notablemente, en el siglo XVI, el barbero-cirujano francés Ambroise Paré (1510 – 1590) adoptó el masaje en sus prácticas de medicina y finalmente se convirtió en el cirujano oficial de 4 reyes incluyendo Francisco II, Enrique II, Enrique III y Carlos IX.  Las obras de Ambriose en el masaje y otros campos de la medicina aseguraron que el arte y la ciencia del masaje se revitalizaran.

En los años siguientes, el masaje se volvió más popular a lo largo del siglo XVI. Aunque se hicieron pocos esfuerzos para entender la teoría o forma de la terapia médica. El mayor logro de la terapia de masajes y que estableció el tono para la formación de la terapia de masaje conocida hoy en día, vino en el siglo XVII. Este reinado se vio sobrecargado en gran medida por dos hombres - John Grosvenor (1742-1823) y Per Henrik Ling (1776-1839).

## De 1800 a 1900

Nacido en Suecia, Per Henrik Ling fue un médico, poeta y educador que fundó un programa de entrenamiento de gimnasia que tenía al masaje como un componente integral. Henrik Ling fundó el Instituto Central de Gimnasia Real en Estocolmo en 1813. Su método de gimnasia médica era conocido como la Cura del Movimiento Sueco.

Muchas de las técnicas de Ling dependían de las de Turk, pero también incluían partes de las técnicas de terapia egipcias, chinas, romanas y griegas. La creación de Ling pronto fue llamada Sistema de Movimientos de Gimnasia Sueco o Sistema de Movimiento Sueco, ganando el nombre poco apropiado de "Masaje Sueco" en años posteriores.

Mientras que Ling empezaba a hacer del masaje un componente vital para un estilo de vida saludable, Grosvenor escribía sobre el uso sustancial del masaje en el tratamiento médico y sentía que la terapia de masajes era una verdadera herramienta para resolver innumerables problemas médicos incluyendo dolor muscular, dolor en las articulaciones rígidas, gota y reumatismo.

Una mayor contribución a la terapia de masajes llegó en el siglo XIX cuando Johan Georg Mezger (1839-1909), un médico holandés, proporcionó los pasos finales para el sistema de Ling y dio nombres franceses utilizados en lo que ahora es llamado Masaje Sueco. Esto fue particularmente importante debido al hecho de que Ling no proporcionó terminologías para las técnicas que usaba en su forma de terapia de masajes. Al aplicar nombres franceses a los movimientos claves del masaje, el Masaje Sueco ahora era sinónimo de terminologías que incluyen petrissage, effleurage, tapotement and fricción.

Pronto el masaje fue introducido en los Estados Unidos por dos hermanos George Henry Taylor (1821-1826) y Charles Fayette Taylor (1826-1899). Aunque ambos eran médicos, recibieron contribuciones invaluables del Dr S. Weir Mitchell y el Dr Douglas Graham de Filadelfia y Boston, respectivamente. Graham era el cerebro detrás de varios artículos sobre masajes y también se le acredita la publicación de uno de los primeros libros sobre masajes en 1884. Su obra *Desarrollos Recientes en el Masaje* fue publicado en 1893.

A medida que avanzaba el siglo, entrando el siglo XX, hubo más desarrollos en el campo del masaje, haciendo que se convirtiera en una forma cada vez más respetada de tratamiento médico. En 1895, John Harvey Kellogg (1852-1943) empleó la hidroterapia y el masaje como una forma de tratamiento, publicado el tratado *El Arte del Masaje.*

## El Masaje en el Siglo XX

Seguido del trabajo de Harvey hubo un número de desarrollos en la terapia de masajes durante el siglo XX. Sigmund Freud usó notablemente la terapia de masaje mientras trataba la histeria, y antes del cambio de siglo, Sir William Bennet promovió la causa del masaje al establecer un departamento de masajes en el Hospital de San Jorge en Londres, Inglaterra en 1899. También había un departamento de masaje en el Hopital St. Thomas en Londres hasta 1934.

A medida que avanzaba el siglo XX, los tratamientos que empleaban masajes se volvieron ampliamente aceptados para un número de condiciones y para el final de la Primera Guerra Mundial, en 1918, Kurre W. Ostrom había publicado su libro sobre el Masaje Sueco. La popularidad del masaje no iba sin nuevas modificaciones e introducciones a sus tipos de sistemas, y esto ocurrió cuando Jiro Mura introdujo el Jin shin jyutsu – considerado la forma japonesa de masaje. Mary Lino Murmeister entonces hizo pública esta nueva introdcción en la décadade 1960. Después, Janet Travel se sumergió en el Masaje Punto de Gatillo en la década de 1950 y continuó, junto con David Simons, a publicar su propio manual en 1983. En 1963, Ida Pauline Rolf (1896-1979) publicó una obra sobre Integración Estructural (IE) que creó y promovió una forma de masaje conocida como Rolfing. Otra masajista fiel del siglo XX fue Francis Tappan (1915-1999) quien publicó su obra junto con Elizabeth Wood y Gertrude Beard. Desde entonces, el celebrado y clásico libro de texto *Masaje: Principios y Técnicas* se ha convertido en una herramienta útil en el estudio del masaje desde su primera publicación en 1964.

# El Masaje Hoy en día

Hoy en día el masaje sigue siendo un nombre muy conocido y una actividad muy apreciada por muchas personas alrededor del mundo. Las diversas formas y técnicas empleadas ahora en la terapia de masajes han impulsado la recuperación de la relevancia y alta estima de este arte en el campo de la salud, y el ímpetu no parece mermar en el futuro cercano debido a la gran cantidad de gente beneficiándose de una forma de sesión de masaje o la otra.

# 2
# Propósito y Beneficios de la Terapia de Masajes

El masaje puede ser usado popularmente con propósitos de relajación, sin embargo, existen muchos más beneficios asociados con la terapia de masajes, convirtiéndola en una forma confiable de llevar un estilo de vida saludable. Es aún más atractivo considerando el hecho del que la terapia de masajes no está diseñada exclusivamente para beneficiar a individuos de ciertos rangos de edad, género o raza. El efecto de tacto es simplemente fantástico, y la terapia de masajes lo lleva a un nivel completamente nuevo dando una sensación cómoda al mismo tiempo que brinda un toque terapéutico confiable necesario para aliviar muchas condiciones.

La aplicación de la terapia de masajes depende de la parte del cuerpo que necesita atención, y por tanto, la terapia de masajes viene en varios tipos. Por ejemplo, los masajes deportivos están enfocados más en el cuerpo en general a diferencia del masaje destinado a las dolencias que afecta una parte del cuerpo. Cualquiera sea el tipo que decidas elegir, o el practicante que está llevando a cabo la sesión, casi siempre hay un solo objetivo – ayuda a mejorar la calidad de la salud en general.

## Propósitos de la Terapia de Masajes

Aunque la lista de condiciones y propósitos para la terapia de masajes pueda parecer infinita, el propósito principal de la terapia de masajes puede vincularse con una o varias de las siguientes:

1. Extinguir el estrés y reducir la ansiedad.

2. Para la relajación de las articulaciones y músculos tensos.

3. Estimular el sistema circulatorio del cuerpo para mejorar la eficiencia de todas las partes.

4. Mejorar la respuesta del sistema inmune.

5. Acelerar la recuperación de una enfermedad.

6. Promover una mejor calidad de la salud en general.

7. Eliminar o disminuir los síntomas de los dolores crónicos y agudos.

8. Mejorar la salud óptima al mejorar la homeostasis.

# Beneficios

La Terapia de Masajes sirve a un número de propósitos y en consecuencia aporta muchos beneficios a las personas. Los beneficios de los masajes están sólidamente respaldados por investigaciones. Aunque se requieren muchos más descubrimientos para validar datos y afirmaciones, los Institutos Nacionales de Salud dan crédito a los muchos beneficios de la terapia de masajes, algunos de los cuales incluyen:

1. Aumento de peso en infantes expuestos al virus del VIH y que se someten a la terapia.

2. Recuperación más rápida en pacientes que se someten a cirugía abdominal.

3. Los beneficios para las personas hipertensas al ayudar a disminuir la presión arterial.

4. Mejora los síntomas de dolores de cabeza y migrañas.

Los esfuerzos concertados están dando respuestas positivas a preguntas respecto a la Terapia de Masajes para una serie de otras condiciones incluyendo:

1. Controlar la indigestión

2. Regular la presión arterial alta

3. Como analgésico por su efecto liberador de endorfinas

4. Beneficios hormonales

5. Mejorar la circulación de la sangre

6. Promover músculos más flexibles al mejorar el rango de movimientos

7. Controlar la inflamación en las articulaciones y músculos

8. Controlar la formación de cicatrices

9. Beneficiar la disminución de las molestias del embarazo

10. Introducir aceites esenciales en la piel

11. Proporcionar una fuente alternativa para los sistemas convencionales de gestión de dolor.

## Cómo Funciona la Terapia de Masajes

Una serie de actividades y procesos se activan cuando se administra una sesión de masajes. Estos procesos afectan todos los sistemas del cuerpo, y de manera efectiva cuando son aplicados por un profesional experto. Las buenas técnicas de masajes terapéuticos son efectivas para mejorar la circulación de la sangre, lo que es particularmente deseable para mantener las partes inflamadas menos rojizas. Además de minimizar la inflamación, también disminuye la sensación de dolor y tensiones.

La terapia de masajes ayuda a drenar la retención de líquidos excesiva en las partes de cuerpo afectadas, asegurando que te sientas cómodo después una lesión menor o mayor mientras mejora la movilidad si una articulación está afectada. Aunque no existen afirmaciones sustanciales sobre sus beneficios en el aumento de la fuerza muscular, la Terapia de Masajes ayuda a estimular los músculos y articulaciones atrofiadas y débiles, ayudándoles a recuperar su forma plena.

Al frotar suavemente la piel, un experto en masajes promueve la liberación de endorfinas, el popular químico "sentirse bien" que también actúa como analgésico en el cuerpo. Con menos dolor viene un mejor sueño, y esto promueve una curación más rápida de una lesión.

En general, los masajes tienen efectos extensivos en el sistema nervioso autónomo que se correlacionan con una mejor estimulación y alivio de las terminaciones nerviosas. El efecto calmante resultante se siente en todo el cuerpo. Como las linfas son una parte invaluable del sistema circulatorio, quieres asegurarte que están en una buena condición con una mayor actividad para una mejor eliminación de las toxinas. Las linfas también ayudan a reponer el suministro de nutrientes. La purificación mediante los nodos linfáticos purifica el contenido antes de que lleguen al corazón.

La terapia de masajes ha demostrado ser increíblemente efectiva en asegurar que todos estos procesos ocurran sin problemas al mejorar la actividad del sistema linfático mientras previene bloqueos y nudos. Muchas personas sufren de enfermedades que invariablemente son causadas o están relacionadas con el estrés. La enfermedad cardiaca es uno de estos problemas que continúan plagando a millones de personas en el todo el mundo en los últimos años. Con los efectos calmantes del masaje, las personas pueden mejorar la salud de su corazón ya que se sienten más cómodas y regulan mejor la presión de su corazón.

## Aplicaciones Positivas

La terapia de masajes proporciona beneficios en muchas aplicaciones, y podría decirse que esta Medicina Complementaria y Alternativa (MCA) es usada para:

1. Espasmos musculares

2. Tensión causada por dolores de cabeza

3. Musculatura flácida

4. Circulación periférica reducida

5. Congestión linfática

6. Ansiedad

7. Dolor de espalda

Además de estos beneficios comprobados, algunos expertos también creen que la terapia de masajes puede, directa o indirectamente, ser una solución fenomenal para otras condiciones como:

1. Asma

2. Alergias

3. Bronquitis

4. Osteoartritis

5. Artritis reumatoide

6. Depresión

7. Síndrome del Túnel Carpiano

8. Trastornos gastrointestinales

9. Insomnio

10. Dolor Miofascial

Así que puedes considerar tener una sesión de masajes para ver los posibles resultados antes de embarcarte en un régimen de tratamiento integral. Recibir un masaje como parte de tu medicina alternativa complementaria solo puede ser una gran idea.

# 3
# Educación y Entrenamiento

Al igual que con cualquier habilidad profesional, recibir educación e inscribirse en un entrenamiento relevante es fundamental para convertirte en un terapeuta de masajes calificado y confiable. La advertencia con el entrenamiento en la terapia de masajes, sin embargo, es que no hay caminos profesionales establecidos a explorar para convertirse en un experto de masajes. Esto además se agrava por el hecho de que los requisitos de entrenamiento y las calificaciones educativas no son las mismas en todos los países. Por lo tanto las especificaciones varían de un país a otro. En Canadá, Inglaterra y los Estados Unidos, también existen diferencias notables en los requisitos entre los estados y provincias. Algunas escuelas podrían enfocarse más en un tipo de terapia de masajes, por ejemplo, Deportivo, Sueco o Punto de Gatillo, pero no en los tres. Por lo tanto, corresponde al masajista aspirante descubrir cuáles reglas aplican en el lugar de la práctica antes de inscribirse en un curso o entrenamiento de masajes.

## cómo elegir un curso

Aunque existen diferencias clave dependiendo del país de residencia, es de vital importancia contar con una variedad de destrezas y conocimientos en tu arsenal de experiencia en terapia de masaje. Deberías asegurarte de inscribirte en un programa que cubra todas las complejidades y matices de la anatomía, fisiología y kinesiología del cuerpo ya que preparará una base saludable para la comprensión de la composición física del cuerpo, sus mecánicas y desarrollo motor. Tener un conocimiento básico de biología también puede ser útil si todavía estás en la escuela secundaria.

Además de los cursos relacionados con la fisiología, la escuela elegida debería proporcionarte conocimientos sobre las muchas técnicas de masajes existentes hoy en día, incluyendo los métodos asiáticos y americanos. Una comprensión sólida del Masaje Sueco y el Tradicional Chino también es clave ya que estarás mejor posicionado para asumir cualquier campo en la terapia de masajes debido a que éstas cubren la mayoría de las técnicas históricas y dinámicas que necesitas conocer.

# especialización

Dedicarte a una especialidad en particular podría sonar atractivo. Y si eso es lo que quieres, existe una gran cantidad de escuelas que ofrecen programas diseñados específicamente para preparar a los aprendices en un tipo de terapia de masajes específico. Con los conocimientos básicos adquiridos, puedes fácilmente centrarte en un punto focal según lo desees. Algunas especialidades que podrías considerar incluyen la Reflexología, Shiatsu, Reiki o Masaje de Aromaterapia. El Masaje Punto de Gatillo, Deportivo o Sueco son otras opciones que también puedes considerar. Estudiar tus opciones por un periodo de tiempo decente antes de tomar la decisión te garantizará que no profundices en un campo que, a largo plazo, te resultará poco atractivo. Sin embargo, si no sientes la necesidad de especializarte, y convertirte en un terapeuta de masajes general suena bien, un curso general será suficiente.

# talleres

Los talleres probablemente te ayudarán a reducir tus opciones ya que proporcionan una perspectiva de lo que deberías esperar en un nicho específico. La mayoría de las universidades y centros comunitarios ofrecen muchos de estos talleres, así que aprovechar esta oportunidad puede ser crítico para ayudarte a evaluar tu talento y personalidad para ver si te llama la atención antes de comprometerte en un campo de la terapia de masajes.

# Práctica vs teoría

Administrar sesiones de terapia de masajes tiene una orientación más práctica que teórica. Así que, inscribirte en una escuela que ofrezca mucho tiempo para las prácticas es esencial. Las clases teóricas te proporcionarán conocimientos de la historia y los fundamentos del masaje, pero las escuelas con más cursos prácticos probablemente se asegurarán de que tengas la experiencia necesaria para administrar sesiones de terapia con confianza después de finalizar el programa. Así que querrás hacer las siguientes preguntas antes de elegir una escuela de masajes.

- ¿La escuela se enfoca más en los aspectos teóricos o prácticos de la terapia de masajes?

- ¿Existe una buena cantidad de lecciones y escenarios de casos para aplicar los conocimientos adquiridos?

- ¿Y sobre la estipulación de un programa de aprendices que ayude a solidificar tus conocimientos teóricos en situaciones prácticas?

## destrezas de negocios

Cuando determinas el curso de tu educación post secundaria, busca si la escuela ofrece cursos para operar en el mundo de los negocios. Ese plan de estudio te permitirá explorar las opciones abiertas para un terapeuta de masajes. Estas pueden incluir trabajar en un ambiente laboral, junto con un quiropráctico, fuera de tu casa o en tu propia oficina o tienda. Para ayudarte a tomar una decisión, la escuela ideal incluirá cursos de finanzas. Una escuela de terapia de buena reputación te proporcionará información sobre cosas como costos operativos, ubicación, opciones financieras y cómo preparar un plan de negocios. Una buena escuela de masajes tampoco ignorará el tema de la ética tanto en el negocio como con tus clientes. Debes estar consciente de estos asuntos si quieres tener éxito y ser el mejor terapeuta de masajes posible para tus clientes.

Las escuelas de masajes también pueden ayudarte a obtener un empleo remunerado. Ellos te ofrecen orientación en la selección del empleo. Algunas escuelas ofrecen servicios de colocación para sus graduados con servicios específicos para ayudarlos a continuar con su aprendizaje. Esto podría incluir cursos de postgrado o talleres.

## Acreditación y licencia

Elige la escuela con cuidado. Revisa si los cursos que estás tomando no solo pertinentes sino acreditados. Debido a que algunos estados requieren licencias para operar, asegúrate de elegir una escuela que cumpla con su aprobación. Ten en cuenta que la educación es continua. En algunos lugares, mantener una licencia válida involucra la actualización constante de tu educación y mejora de tus habilidades mediante la asistencia anual a cursos y talleres.

Asegúrate de que tu escuela te prepare para tomar cualquier examen después de la graduación. Algunos países requieren que tomes una evaluación específica antes de poder operar en su jurisdicción. En los Estados Unidos es posible que se te solicite tomar una Examen Certificado para Masajes Terapéuticos y Trabajo Corporal (NCETMB, por sus siglas en inglés). En Europa y el Reino Unido, existen diferentes organizaciones de licencias y exámenes. Los requisitos para las licencias, podrían variar en diferentes ciudades. Esto podría ser confuso. La Asociación Irlandesa de Terapeutas de Masajes (IMTA, por sus siglas en inglés), por ejemplo, está tratando de establecer una evaluación nacional.

# 4
# Tipos básicos: Orientales versus occidentales; Traditional versus Moderno Ecléctico

Existen dos tipos básicos de terapia de Masajes: Occidental y Oriental. La forma Oriental también es llamada japonesa, china o asiática. Y aunque estos dos tipos de terapias de masajes comparten similitudes comunes, existe una variedad de diferencias entre ambas. Sin embargo, las diferencias no son todas en función del origen sino en la filosofía detrás del enfoque. Por ejemplo, el Masaje Occidental tradicionalmente involucra sesiones donde el cuerpo es tratado como una entidad física, siguiendo los ideales occidentales y reclinándose en la comprensión de la medicina occidental. Sin embargo, el masaje asiático u oriental adopta un enfoque más integral al abordar sesiones en una forma holística que considera toda la entidad del cuerpo como uno, tomando, por lo tanto, las partes emocional, física y mental del ser humano como diferentes pero singularmente interdependientes.

Tanto los tipos de Masaje Oriental como el Occidental tienen dos subdivisiones; la forma tradicional y modera ecléctica. Las formas tradicionales de masajes son tal como suenan, basándose únicamente en los conceptos originales del masaje, permaneciendo fuertemente Occidental u Oriental en el enfoque del tratamiento. Por otro lado, la terapia de masajes moderna ecléctica puede ser una mezcla de las técnicas de masajes occidentales que utilizan una filosofía oriental, o una yuxtaposición entre las técnicas de masajes orientales y el enfoque occidental. La terapia de masajes moderna ecléctica es básicamente una variación en una mezcla de ambos tipos de Masajes.

## Terapia de masaje occidental

El Masaje Occidental originalmente fue el Masaje Sueco o Masaje Clásico como es llamado en Suecia. Este tipo de terapia de masajes se centra totalmente en el enfoque médico o físico del tratamiento. Por lo tanto, los terapeutas del masaje occidental están más preocupados por la anatomía del cuerpo basado en la investigación médica Occidental.

Las tres formas principales de Masaje Occidental Tradicional son:

- Masaje Médico

- Masaje Deportivo

- Masaje de Tejido Profundo

También existe una serie de variaciones ligeras para estas formas. Estas incluyen:

- Hellerwork

- Masaje Esalen

- Liberación Miofascial

- Masaje Punto de Gatillo o Mioterapia.

- Rolfing y

Entonces el terapeuta tradicional occidental se enfoca principalmente en el mantenimiento y reparación del cuerpo según sea el caso. Por ejemplo, en el Rolfing, el terapeuta se enfoca en los músculos y tejidos conectivos para realinear mejor el cuerpo. El Masaje Esalen, por otra parte, es una forma de Masaje Sueco que involucra movimientos de vaivén y golpear suavemente en los tejidos profundos en un intento por restaurar el funcionamiento óptimo de las partes del cuerpo.

## Terapia de masaje oriental

La terapia de masajes china o asiática es el único tema a discutir cuando se menciona la Terapia de Masaje Oriental. Este tipo de masajes puede venir en una gran cantidad de formas, siendo la más común la acupresión. El enfoque aquí empleado se basa completamente en los conceptos médicos y filosóficos orientales donde la sanación del cuerpo después de haber sufrido una lesión de cualquier tipo solo puede ser posible al considerar toda la fuerza de vida conocida como Ki en japonés o Qi en chino. El tratamiento involucra asegurar un equilibrio delicado en toda la fuerza vital de una persona y así lidiar con el equilibrio mental, físico y emocional del hombre. Este estado del equilibrio total del cuerpo se logra usando un sistema que involucra caminos o meridianos.

En la teoría de Acupresión de la Terapia de Masajes Occidental, se cree que el bloqueo de los 8 canales o los 12 meridianos invariablemente lleva a todas las formas de enfermedades y desequilibrios emocionales. Y para restaurar la normalidad, un experto pone presión en puntos específicos del cuerpo para mejorar la fluidez en el flujo de energía, por lo tanto, restaura el equilibrio y mejora la salud en general.

Algunas de las otras formas tradicionales de terapias de masajes asiáticos son:

- Amma (Japón)

- Masaje Tailandés

- Tuina o Tui Na (China).

Sin embargo estas formas no se desvían del concepto básico de los métodos de masajes Occidentales. Por ejemplo, el masaje Tuina involucra trabajar con puntos de acupresión para estimular mejor los músculos y articulaciones. Las técnicas involucradas incluyen cepillado chino, vibración, amasado y presión.

## Mezcladas

Aunque las formas de terapias de masajes occidental y oriental muestran variaciones ligeras, hay pocas combinaciones que explotan ambos métodos; estos son conocidos como combinaciones mezcladas o eclécticas. Algunas categorías de terapias de masajes mezclados incluyen:

- Reiki

- Reflexología

- Masaje de Aromaterapia

- Shiatsu

Aunque algunas formas como el Reiki y Shiatsu tienen un enfoque que se basa fuertemente en la terapia de masaje o medicina tradicional oriental, todas adoptan prácticas modernas y actualizaciones regularmente. Por ejemplo, la Aromaterapia funciona combinando aceites aromáticos con diferentes técnicas de masajes.

Ya sea Oriental u Occidental, todas las formas de terapias de masajes están diseñadas para promover la salud, y solo difieren en sus enfoques. Estas distintas terapias de masajes serán discutidas en profundidad en los siguientes capítulos, con foco en sus similitudes, diferencias y todo lo que está en medio. Algunos de estos tipos de Terapias de Masajes que estaremos considerando incluyen el Masaje Sueco, El Masaje de Tejido Profundo, Masaje Punto de Gatillo, Masaje Deportivo y Shiatsu.

# Acupresión para Problemas Específicos

Aunque la acupresión no se aplica para todas las condiciones médicas, sí ofrece una técnica de tratamiento valioso que puede ser empleada para el cuidado exitoso de muchas condiciones. Estas son algunas formas populares de usar la acupresión para el cuidado de problemas específicos de salud.

### Resfriados y Gripe

Los resfriados son un desafío de salud común. Causados por virus, los resfriados y gripe no son la mejor combinación para un día sin estrés. Es más probable que los experimentemos cuando están disponibles las condiciones favorables de acidez, temperatura y humedad. Cuando estamos fatigados o la capacidad de defensa de nuestro sistema inmune es deficiente, es muy probable que atrapemos un resfriado o gripe, permitiendo a las membranas mucosas de la nariz proporcionar un ambiente adecuado para la proliferación de virus. Los síntomas del resfriado ocurren a medida que el cuerpo intenta evitar ser atacado por estos invasores. Esto es esencialmente lo que causa la secreción nasal cuando los virus entran a las fosas nasales.

Debido a que la acupuntura ayuda a acelerar el proceso de expulsión del virus, podría parecer que los síntomas están empeorando. La realidad es, sin embargo, que solo estás atravesando un proceso de recuperación más rápido de lo que ocurre normalmente. Aunque la acupuntura no cura los resfriados expresamente, puede acelerar la recuperación así como otorgar una protección decente contra futuros ataques al trabajar en puntos específicos del cuerpo.

La proteína de Soporte (Punto potente B 36), ubicada cerca de la columna y fuera de las puntas de los omóplatos, es particularmente efectiva en ayudar el cuerpo a desarrollar una mejor resistencia natural a los resfriados. La medicina china tradicional supone que el resfriado y el viento penetran la piel en estos puntos de proteínas ya que los músculos tienden a volverse tensos antes de la aparición de resfriados y gripe.

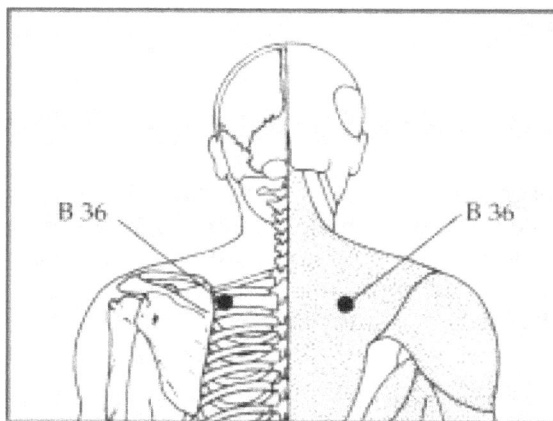

Las siguientes ubicaciones son los puntos de presión enfocados en revertir los síntomas del resfriado y la gripe:

*Perforación del Bambú* (B 2)

**Ubicación:** En las hendiduras de las cuencas de los ojos, en cada lado del punto donde la nariz y la cresta de las cejas se unen.

**Beneficios:** B2 ayuda a aliviar la congestión nasal y los resfriados así como los ojos fatigados y dolores de cabeza que afectan la región frontal.

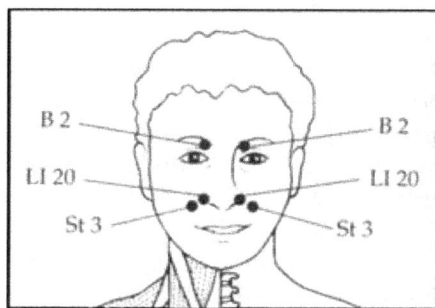

124

## *Belleza Facial* (St 3)

**Ubicación:** St 3 está ubicado en la parte inferior del pómulo y directamente debajo de la pupila.

**Beneficios:** Acelera la recuperación de la congestión en la cabeza, la nariz congestionada, fatiga y ardor en los ojos así como la presión ocular.

## *Fragancia Bienvenida* (LI 20)

**Ubicación:** A cada lado de las mejillas, justo afuera de las fosas nasales

**Beneficios:** Revierte el dolor en los senos paranasales, la congestión nasal así como la inflamación facial o parálisis facial.

## *Estanque Sinuoso* (LI 11)

**Ubicación:** El Estanque Sinuoso se encuentra en el extremo exterior del pliegue del codo

**Beneficios:** Ayuda a liberar al cuerpo de la fiebre, los síntomas del resfriado, dolor en los codos y estreñimiento

## *Valle de Unión (Hoku)* (LI 4)

**Precaución:** El punto Hoku es considerado muy sensible, y por lo tanto no debería ser tocado en las mujeres embarazadas ya que su estimulación podría causar contracciones uterinas prematuras.

**Ubicación:** Está ubicado en el extremo superior del músculo saliente en la parte posterior de la mano cuando el dedo índice y el pulgar están cerca.

**Beneficios:** Ayuda a aliviar la gripe, estreñimiento, congestión en la cabeza y dolores de cabeza.

## *Puertas de la Consciencia* (GB 20)

**Ubicación:** GB 20 está ubicado en el hueco de ambos lados de la base del cráneo, dos o tres pulgadas de separación según lo dicte el tamaño de la cabeza.

**Beneficios:** Beneficioso para el alivio de la congestión de la cabeza, dolores de cabeza, dolor de cuello, artritis e irritabilidad.

### Mansión del Viento (GV 16)

**Ubicación:** Este punto de presión está ubicado en centro de la parte posterior de la cabeza, reclinado en el espacioso hueco debajo de la base del cráneo.

**Beneficios:** Ayuda a aliviar los ojos rojos, congestión en la cabeza, dolores de cabeza, estrés metal y rigidez en el cuello.

### Punto del Tercer Ojo (GV 24.5)

**Ubicación:** Ubicado entre ambas cejas, en la hendidura donde el puente de la nariz se conecta con el centro de la frente.

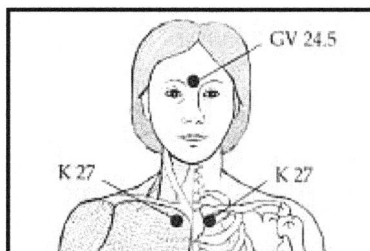

**Beneficios:** Mejora los síntomas de las congestión de la cabeza, dolores de cabeza y nariz congestionada.

### Mansión Elegante (K 27)

**Ubicación:** Al lado del esternón, en el hueco que está justo debajo de la clavícula.

**Beneficios:** Ayuda en las dificultades respiratorias, congestión del pecho, tos, y dolores de garganta.

Vale la pena destacar, sin embargo, que solamente se deben usar uno o dos puntos de presión según el tiempo lo permita, pero no todos.

**Paso 1**

**Presiona B 2:** Usando tus pulgares, presiona la cresta superior del ojo y en el ligero hueco cerca del puente de la nariz por un minuto. Cierra tus ojos y subsecuentemente respira profundamente mientras dejas que el peso de la cabeza se incline hacia los pulgares.

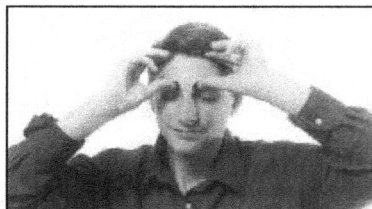

126

## Paso 2

**Presiona St 3 y LI 20:** Coloca tus dedos medio cerca a un lado tus fosas nasales y mantén tus dedos índices cerca de ellos; Presiona suavemente hacia arriba y por debajo de los pómulos por un minuto. Este paso se puede enseñar fácilmente a los niños para ayudar a revertir las molestias nasales.

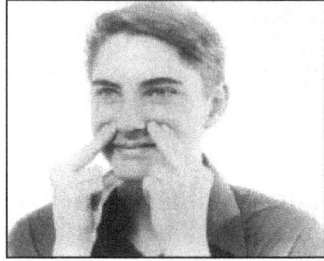

## Paso 3

**Presiona ambos LI 11:** Dobla tu brazo derecho o izquierdo y coloca el pulgar de la otra mano al final del pliegue del codo en la parte externa del antebrazo. Dobla ligeramente tus dedos y presiónalos firmemente en la articulación del codo por un minuto. Repite estos pasos para el otro brazo.

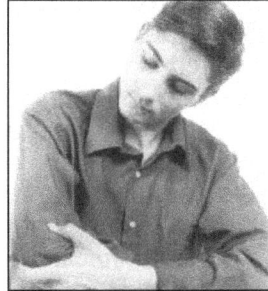

## Paso 4

### Presiona LI 4 firmemente:

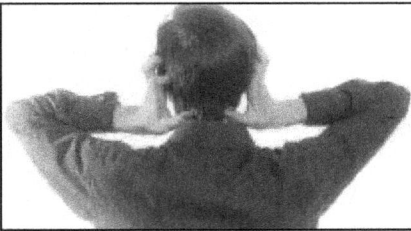

Separa tu dedo índice y pulgar derecho. Coloca el pulgar derecho en la parte posterior del tejido de tu mano izquierda mientras dejas el índice en la palma de tu mano directamente detrás del pulgar. Aprieta el tejido de tu mano izquierda presionando los dedos índice y pulgar contra el tejido, asegurando que la presión del ángulo se realice contra el hueso del dedo índice de la mano izquierda. Mantén la posición durante un minuto y cambia las manos.

## Paso 5

**Presiona firmemente GB 20:**
Ahora Cierra tus ojos y coloca los pulgares debajo de la base de tu cráneo con dos o tres dedos de separación. Inclina tu cabeza ligeramente hacia atrás y aplica presión gradualmente, manteniendo la posición por un minuto para liberar completamente estos puntos de alivio del resfriado.

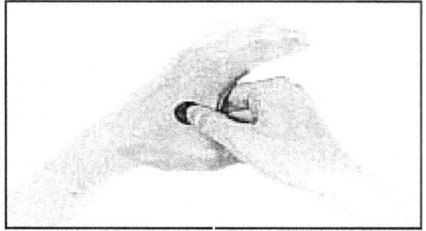

## Paso 6

**Presiona firmemente GV 16:**
Empieza por colocar las puntas de los dedos medios en el centro de la base del cráneo. Con tus dedos en ese punto, inhala mientras inclinas tu cabeza hacia atrás y exhala inclinándote hacia adelante. Continúa el lento movimiento hacia adelante y atrás y respira profundamente presionando este importante punto para revertir los síntomas de la congestión de la cabeza.

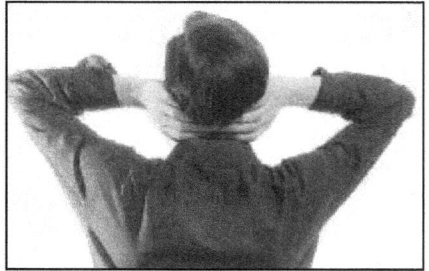

## Paso 7

**Toca el GV 24.5:** Une las palmas de las manos mientras te aseguras que la punta de los dedos medio e índice toquen suavemente el Tercer Ojo ubicado entre las cejas. Respira profundamente mientras tocas este punto para equilibrar efectivamente tu sistema endocrino.

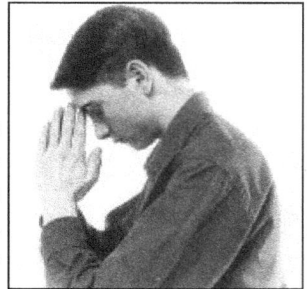

## Paso 8

**Presiona firmemente K 27:** Coloca suavemente la punta de tus dedos sobre las protuberancias de la clavícula y deslízalas hacia abajo y hacia afuera en la primera hendidura entre los huesos.

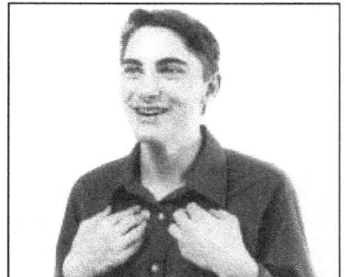

128

Respira profundamente mientras presionas en este hueco y observa la reversión de los síntomas de la congestión.

Dolores de cabeza y Migrañas

Los Dolores de Cabeza y Migraña también pueden ser remediados mediante la acupresión, y este proceso empieza ubicando algunos puntos de presión incluyendo:

*Puertas de la Consciencia (GB 20)*

Ubicación: Debajo de la base del cráneo y dos pulgadas de separación de la mitad del cuello.

Beneficios: Reduce los dolores de cabeza y presión. También ayuda a reducir el dolor de mandíbula y cuello.

*LV-3*

Ubicación:

En la parte superior del piel, en la región del valle entre el dedo grande y el segundo dedo del pie.

*LI-4*

Ubicación:

En el tejido que separa el dedo índice y el pulgar en el punto más alto del músculo cuando el dedo índice y el pulgar se colocan en contacto cercano.

*TW-5*

Ubicación:

Entre los dos huesos del antebrazo, tres dedos de ancho por encima del pliegue de la muñeca.

En el proceso de aliviar los dolores de cabeza y migraña, empieza por sentarte en una silla e inclinarte, asegurándote que tus codos estén apoyados en un escritorio o una mesa. Esta posición mejorará la comodidad cuando sostienes estos tres puntos. Respira profundamente y presiona firmemente los puntos por 1 o 2 minutos.

**Paso 1:**

Masajea tu cabeza como si estuvieras pasando champú sobre tu cabeza

**Paso 2:**

Coloca los pulgares debajo de la base del cráneo en cualquier posición de la columna vertebral. Inclina suavemente tu cabeza hacia atrás, respira profundamente y presiona hacia adelante por dos minutos.

**Paso 3:**

**Ubica GB 20.**

Asegúrate de aplicar una presión profunda por un minuto o dos.

**Paso 4:**

**Ubica LV 3.**

Aplica presión en la parte superior de este punto usando el talón derecho o pulgar y frota por al menos un minuto. Cambia y repite en el otro pie.

Para los dolores de cabeza que afectan la frente y las regiones por encima de los ojos:

**Ubica Li 4.**

Aplica presión en este punto por 2 minutos. Combina esto con presión en LV 3 para relajar la mandíbula.

Para dolores de cabeza en las sienes o los lados de la cabeza:

**Ubica TW 5.** Aplica presión por dos minutos.

## Para dolores de cabeza generales

Ubica cuidadosamente cada uno de los puntos de presión mencionados anteriormente y aplica una presión profunda del pulgar para cada uno de ellos al menos 2 minutos.

## Dolor de espalda crónico

El dolor de espalda crónico se puede reducir al identificar estos puntos de presión:

### B-123

Ubicación: Ligeramente por encima de la cintura y unos dos dedos de ancho a los lados de la columna

### B-140

Ubicación: En la espalda, en el centro del pliegue.

### B-157

Ubicación: En la depresión debajo del músculo grande, justo a mitad de distancia entre el talón y el pliegue de la rodilla.

### B-160 Ki3

Ubicación: La abolladura en ambos lados detrás del hueso del tobillo.

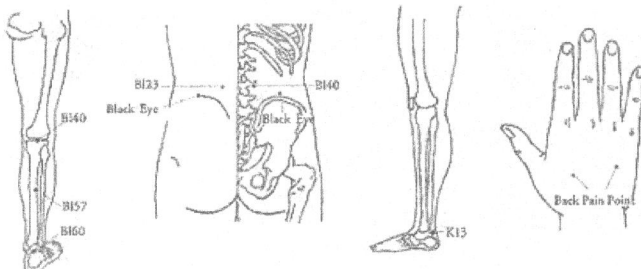

Paso 1:

Párate erguido con los pies separados a la altura de los hombros. Coloca ambas manos en la espalda y usa las palmas de las manos para para golpear suavemente hacia arriba y hacia abajo desde la muñeca hasta el sacro cien veces.

Paso 2:

Párate erguido con los pies separados a la altura de los hombros

Párate con los pies separados a la altura de los hombros. Coloca ambas manos en tu espalda ligeramente debajo de la cintura. Asegúrate de que los pulgares estén ubicados sobre dos puntos de acupresión llamados "Ojos negros". Presiona estos puntos de presión suavemente mientras rotas lentamente el resto de tu cuerpo, derecha, izquierda, hacia adelante y hacia atrás. Con puños sueltos golpea suavemente contra esos puntos por 1 minuto.

Paso 3:

Identifica el lugar donde ocurre el mayor dolor y golpea este punto suavemente 30 veces. Frota por 1 minuto.

Paso 4:

Presiona y frota suavemente B123 usando tu pulgar y mantenlo por 1 minuto.

Paso 5:

Acuéstate sobre tu estómago y pídele a alguien que presione B14 suavemente con el pulgar por 1 minuto.

Paso 6:

Frota y presiona suavemente B157 por 1 minuto

Paso 7:

Usa el dedo índice y pulgar para pellizcar B16oKi3. Repite el proceso diez veces.

Paso 8:

Usa el pulgar para presionar y frotar suavemente el punto de presión en la parte posterior de tu mano, alejado del pliegue de la muñeca por dos dedos de ancho. Uno está entre el los dedos medio y anular y el otro entre los dedos medio e índice ("Punto del Dolor de Espalda "). Practícalo por 1 minuto.

Control de Peso

La acupuntura ha sido una opción confiable para muchas condiciones, y el peso es otra área donde puede resultar increíblemente útil. El proceso puede ser realizado poco tiempo después de levantarte de la cama en las mañanas o después de prepararte para dormir en las noches. Para obtener mejores resultados en el control del peso indeseado, el siguiente procedimiento debe ser realizado una vez al día:

- Coloca la palma de la mano derecha sobre el ombligo y la izquierda encima de la palma derecha. En sentido contrario a las agujas del reloj, frota el abdomen hacia afuera 100 veces.

- Coloca tu palma izquierda sobre el fondo y frota en el sentido de las agujas del reloj hacia adentro empezando por el extremo exterior del abdomen. Repite el proceso hacia el lado contrario.

- Coloca tus palmas en la región abdominal y presiona hacia la región púbica cien veces.

- Coloca la palma derecha en el borde inferior de las costillas derechas y presiona hacia la ingle izquierda cincuenta veces. Repite el proceso hacia el lado contrario.

- Termina tu régimen presionado y amasando tus piernas y brazos por unos diez minutos.

Aquí hay otra estrategia de masajes para el control del peso:

133

- Toma una toalla grande.

- Protege tu piel colocando aceite para masajes o almidón en tu cintura desnuda

- Párate firmemente con los pies separados a la altura de los hombros y usa una toalla para envolver la parte trasera de tu cintura.

- Sostén firmemente el extremo de la toalla y tira de la toalla hacia adelante y hacia atrás para que raspe la cintura.

- Continúa hasta que sientas calor y la piel se enrojezca.

La lista de técnicas de acupresión no ha finalizado, con muchas otras variaciones y formas de acupresión útiles para aliviar molestias menores y mayores. Sin embargo, los pasos antes mencionados podrán ayudarte a empezar con las condiciones más comunes para los cuales la acupresión es bastante efectiva.

# 5
# Tipos de Terapia de Masajes Comunes

La terapia de masajes se puede realizar de varias formas, pero de acuerdo con la Asociación Americana de Terapias de Masaje, cinco de ellas son las más comúnmente usadas hoy en día para el tratamiento de muchas condiciones. Estas incluyen, Punto de Gatillo, Masaje Sueco, Tejido Profundo, Shiatsu y Masajes Deportivos. Todos estos a excepción del Shiatsu son formas occidentales de tratamientos de Masajes, basados en las técnicas occidentales clave para asegurar los mejores resultados de masajes después de una sesión de masajes.

## Masaje Sueco

El Masaje Clásico o Masaje Sueco es una de las tradiciones occidentales más antiguas que se remonta al siglo X cuando Per Henrik Ling (1176 - 1839) hizo intentos de introducir el arte del masaje en la educación deportiva. Para su objetivo, combinó muchas técnicas de curación orientales relevantes en su régimen de masajes que formó una unidad con el sistema occidental de fisiología, anatomía, y circulación de la sangre. La forma actual clásica o tradicional del Masaje Sueco, sin embargo, fue desarrollada por Holland-born Johan Georg Mezger quien también dio nombre a los distintos tipos de golpes cuando se aplica el Masaje Sueco. Estos golpes incluyen Petrissage, Effleurage, Tapotement y Fricción.

- Petrissage involucra amasar la piel de la persona que está siendo masajeada

- Effleurage se refiere a los toques ligeras y caricias de deslizamiento suaves

- El golpe Tapotement o "toque" tiene que ver con los toques alternativos aplicados cuando se colocan las manos y dedos ahuecados sobre el cuerpo

- Fricción (frotamientos) son los movimientos profundos y circulares sobre el tejido suave.

Un terapeuta de masajes también puede usar la vibración (temblor) además de los cuatro golpes principales.

El Masaje Sueco previsiblemente ayuda a mejorar la relajación, y en consecuencia, la circulación. También es útil para lubricar mejor las articulaciones y músculos, lo que lleva al aumento de la flexibilidad debido un rango de movimiento mejorado. Los expertos en masajes e individuos por igual encuentran al Masaje Sueco una forma confiable de aliviar el estrés mientras previene las lesiones de leve a moderadas y las enfermedades relacionadas con el estrés. Su mejora en la circulación significa que esta forma de masaje también es clave para eliminar las regiones inflamadas debido a lesiones mientras además  mejora la capacidad del sistema linfático de realizar sus funciones de manera exitosa. Por tanto el tiempo de recuperación  es mucho más rápido ya que la reducción del sangrado facilita la movilidad de las partes del cuerpo lesionadas. Aunque el Masaje Sueco se mantiene como la forma tradicional de Masaje Occidental, la creciente demanda por parte de entusiastas y expertos han llevado a la creación de muchas variaciones de este Masaje. Las tres variaciones más populares del Masaje Sueco que se practican hoy en día son:

- Masaje Deportivo
- Masaje Punto de Gatillo
- Masaje de Tejido Profundo.

## Masaje Deportivo

La popularidad de esta variación del Masaje Sueco ha crecido en los últimos años. Debido en parte al gran número de atletas solicitando servicios de masajes más que nunca. Los Masajes Deportivos incluyen algunas partes de la Terapia Punto de Gatillo y es aplicada para ayudar a los atletas a recuperarse más rápidamente de las lesiones así como prepararlos para ir a competencias sin miedo a las lesiones. Diseñados por atletas, el masaje Deportivo es realizado utilizando un conjunto de técnicas que incluyen:

- Fricciones

- Effleurage

- Petrissage

La compresión y el masaje de fibras cruzadas es otra forma que puede ser usada para mejorar efectos musculares y aumentar la flexibilidad. Los profesionales del Masaje Deportivo también podrían emplear la Fricción del Tejido Profundo (DTF, por sus siglas en inglés) que se hizo popular después de que fue introducida por el Dr. James Cryiax. Aunque muestra similitudes con la fricción, el DTF toma una acción más profunda y es aplicable cuando el daño o lesión del tendón lleva a micro-desgarros y ocurren problemas similares en el tendón y la articulación.

Aunque es similar al Masaje Suizo, el Masaje Deportivo está específicamente diseñado para mejorar las capacidades de los atletas y su aplicación se divide en 3 áreas; Mantenimiento, Evento y rehabilitación.

El Masaje Deportivo de Mantenimiento ayuda a los atletas a entrenas más competitivamente mientras reduce significativamente las posibilidades de sufrir lesiones. Por otro lado, el masaje de Eventos se divide en tres componentes: pre, inter y post. El masaje Pre Evento involucra todas las actividades de masaje que son realizadas para energizar la sangre y relajar los músculos en preparación para una carrera o evento deportivo. El masaje Inter-Evento es invaluable para la revisión de cualquier signo de daño al cuerpo y también ayuda a que el cuerpo vuelva a estar en óptimas condiciones para los siguientes eventos. El Masaje Post-Evento se realiza por un periodo mucho más largo de 1 a 2 horas y está diseñado para acelerar la recuperación de los tejidos del estrés y agotamiento después de una competencia.

Sin embargo, la forma de masaje deportivo más comúnmente administrada de es el masaje de rehabilitación que está orientado a asegurar que los atletas recuperen su salud física en el menor tiempo posible después de un periodo sustentado de actividades deportivas. Por lo tanto funciona mediante la estimulación de áreas clave que mejoran la circulación mientras reducen el tiempo necesario para restaurar completamente el equilibrio del sistema músculo-esquelético.

Al igual que muchas otras formas de terapia, la Terapia de Masajes Deportivos es beneficiosa para atletas de todas las edades. El resultado final es un mejor rendimiento, equilibrio sostenido y una recuperación rápida después de una actividad deportiva estresante.

# Masaje Punto de Gatillo

Introducido por la doctora de la Casa Blanca Janet Travell (1901-1997), el masaje Punto de Gatillo es otra forma popular de la terapia de Masaje Sueco. Al publicar "Dolor Miofascial y Disfunción: El Manual Punto de Gatillo" en 1983, Janet trabajó junto con Simons para crear un régimen, técnicas, filosofía y propósito específico para el Masaje Punto de Gatillo. Una creencia fundamental del Masaje Punto de Gatillos es que los dolores son causados generalmente por pequeños y sensibles nudos congestionados que residen en los músculos y que actúan como puntos detonantes.

Se creía que estos puntos altamente localizados causaban episodios insidiosos la mayoría del tiempo. Estos son dolores leves y punzantes que también incluyen dolores en el cuello y mandíbula, dolores de cabeza así como dolor en las articulaciones y en la espalda baja. Los puntos detonantes también han sido vinculados con los síntomas del síndrome del túnel carpiano.

Otras condiciones asociadas con los puntos detonantes incluyen mareos, dolores de oído, acidez estomacal, náuseas, dolor en los senos nasales, cólicos en bebés y congestión. El síntoma definitivo para un punto detonante es lo que se conoce como "dolor referido". Por lo tanto el punto detonante puede en realidad ser sintomático de una condición que puede no haber sido desencadenada o iniciada en el punto detonante. En cualquier caso, el proceso de aliviar el punto detonante del estrés y la tensión va mucho más allá de resolver el problema, al iniciar el proceso de sanación mientras rompe el ciclo dolor-espasmo-dolor. Hay 3 regiones fundamentales reconocidas cuando se aplica la Terapia de Masajes Punto de Gatillo. Estas incluyen los puntos detonantes satélites, los puntos detonantes centrales y los puntos detonantes adjuntos. También puede haber un punto detonante latente o un punto detonante activo. Y todos ellos tienen efectos definitivos que son cruciales para mantener el cuerpo saludable y libre de dolores.

Por lo tanto, aplicar presión en el punto de gatillo correcto sienta las bases para una anulación efectiva de los dolores del cuerpo de donde sea que se originen. Esto es realizado de una forma similar a lo que sucede en la Acupresión Asiática donde se aplica una presión profunda sostenida del dedo para aliviar el equilibrio y dolores en los puntos detonantes. Es de esperar, que el crecimiento dinámico del Masaje Punto de Gatillo haya asegurado el desarrollo de ligeras variaciones y adaptaciones. Hay dos versiones del Masaje Punto de Gatillo: La Mioterapia de Bonnie Prudden y la terapia Neuromuscular.

## Terapia de Masaje de Tejido Profundo

El tercer tipo de Masaje Sueco es el Masaje de Tejido Profundo. Este tipo con frecuencia es considerado más como una técnica que como una forma específica de terapia. Por lo tanto toma relevancia en muchos otros tipos de terapia de masajes. Al realizar un Masaje de Tejido Profundo, un experto puede aprovechar las diferentes técnicas para aliviar exitosamente los dolores del cuerpo. El objetivo de la Terapia de Masaje de Tejido Profundo es específicamente el tejido conectivo miofascial donde se pueden encontrar adherencias por parte del practicante del masaje.

Las adherencias son bandas de tejido que son tensas y rígidas y con frecuencia forman parte de tendones, ligamentos y músculos donde causan un boqueo de las linfas y la circulación de la sangre. El resultado final es un dolor que dificulta los movimientos y detona la inflamación ya que el cuerpo trata de protegerse a sí mismo. En el Masaje de Tejido Profundo, el terapeuta trata de deshacerse de los dolores del cuerpo aplicando golpes lentos acompañados por presión de los dedos sobre las adherencias o áreas tensas. El éxito de este enfoque por lo tanto depende de la aplicación de una presión lo suficientemente profunda en esas áreas.

El Masaje Profundo, al igual que el Masaje Deportivo, tiene un enfoque e intención específico ya que el terapeuta busca realinear los músculos del cuerpo y los tejidos conectivos ubicados en las capas más profundas. Una sesión de Masaje Profundo exitosa puede ayudar a aliviar los dolores de la espalda baja, el síndrome del túnel carpiano, movimientos inhibidos en las articulaciones y músculos, fibromialgia y una cantidad de dolores crónicos.

## Shiatsu

A diferencia de otros tipos de masajes mencionados anteriormente, el Shiatsu tiene un origen que puede ser rastreado hasta las tradiciones orientales. La palabra Shiatsu es japonesa y también se refiere a un tipo de Acupresión china. El Shiatsu se traduce como "Presión de los dedos." Aunque se inclina hacia algunas prácticas modernas de la medicina asiática, el Shiatsu tiene un enfoque tradicional hacia la fisiología humana y se enfoca en todo el ser. Por tanto, aunque es invisible, la interconexión del cuerpo espíritu, mente y emociones es considerada en el enfoque Shiatsu de la terapia de masajes.

La técnica del Shiatsu demanda un conocimiento integral de la interacción que existe entre el Yin y el Yang. Los terapeutas del Masaje Shiatsu también deben conocer la conexión existente entre el cuerpo y Ki o la fuerza de vida. Se dice que el Ki fluye por los canales y meridianos a lo largo de los cuales hay Acupuntos o Tsubo. Un ki de flujo normal que no está impedido por obstrucciones o bloqueo significa que el cuerpo está excepcionalmente equilibrado y saludable. Sin embargo, hay situaciones donde Ki (Jitsu) puede ser excesivo o deficiente (Kyo), en cuyo caso el cuerpo empieza a sentir dolores con la aparición de diferentes enfermedades y problemas de salud.

Una técnica generalmente aplicada por el practicante de Shiatsu es la tonificación donde se ejerce una presión lenta y gradual sobre Meridianos Kyo identificados. El proceso ayuda a cargar de energía los meridianos y en consecuencia mejora la inversión de los dolores corporales. El Jitsu puede ser relajado en otra variación donde el terapeuta ayuda a tratar los dolores usando técnicas como la presión de los pulgares, presión en la palma de la mano, presión en los codos y presión de los dedos. El Yin se refiere a un toque suave y una presión sostenida mientras que un toque rejuvenecedor y revitalizante es llamado Yang.

Una buena sesión de Masaje Shiatsu puede, además de acelerar la inversión de los síntomas, ayudar también al equilibrio hormonal del cuerpo para una mejor digestión y sistemas reproductivos más efectivos. Sin embargo, el objetivo específico es asegurar que el Ki sea restaurado delicadamente a su equilibrio para mantener al cuerpo funcionando en buenas condiciones. La naturaleza versátil y asombrosamente efectiva de las formas de masajes oriental y occidental ha predicado el aumento consistente de la demanda de la medicina alternativa y complementaria.

# 6
# Otros Tipos de Terapias de Masajes: Orientales

Aunque hay tipos de Masajes Orientales populares comúnmente en uso, abundan las opciones y tratamientos alternativos para revertir dolores y mantener la integridad del cuerpo. Como se indicó anteriormente, las divisiones generales de los tipos de masajes también tienen variaciones híbridas y modernas que han sido talladas a partir de las formas de terapias de masajes existentes. Por ejemplo, las Terapias de Masajes Orientales y Occidentales pueden ser sinergizadas para un tratamiento aún más efectivo.

La Terapia de Masaje China es la forma de Terapia de Masaje Oriental estándar y abarca todos los aspectos y prácticas vinculados con las tradiciones chinas. El Trabajo Energético o Terapia de Masaje Asiático (TMA) son términos alternativos usados para describir la TMC. El TMA es una mejor descripción de este tipo de masajes si quieres incluir los tipos de masajes tailandés y japonés. Las formas comunes de alivio del dolor mediante el uso del TMC incluyen Amma, Tui Na o Acupresión.

El concepto de TMA depende de la fuerza de vida que viaja a través de canales específicos en el cuerpo (12 meridianos y otros 8 canales), y cuya alteración se cree que causa enfermedades físicas, emocionales y mentales. Cuando ocurre una enfermedad, el terapeuta de masajes restaura la normalidad al detectar la causa del problema y explora técnicas apropiadas para restaurar el equilibrio Chi. Estas técnicas incluyen amasar, presionar, apretar, palpar y pellizcar a lo largo de los acupuntos en los canales o los acupuntos extraordinarios que no están en los canales. Mientras se realiza este proceso para restaurar el equilibrio Ki/Qi que se refiere a la fuerza de la vida o de la energía, la Terapia de Masajes Oriental es sinónimo de Trabajo Energético.

## Acupresión

La Acupresión es sinónimo de Terapia de Masaje Asiática; es en realidad el tipo de TMA más popular. Existen muchas variaciones de la acupresión que incluyen enfoques tradicionales y modernos que se presentan en diferentes formas. Por ejemplo, Amma (japonés) y Tui

141

Na (chino) son formas tradicionales de acupresión, y aunque ambos preceden al Shiatsu, todos comparten técnicas similares. La principal técnica empleada en la acupresión Amma es de alguna manera similar al Masaje Sueco, con una combinación de técnicas de presión combinados con golpes precisos en las partes del cuerpo afectadas. La sanación está dirigida hacia los meridianos, y por tanto, la energía es canalizada a lo largo de estos puntos meridianos. Se cree que probablemente está basado en las prácticas de Tui Na, la teoría de los cinco elementos es utilizada en la acupresión Amma.

El Tui Na, con dos mil o más años de antigüedad precede al Shiatsu y Amma. La práctica funciona con muchos tipos diferentes de caricias. Algunas de ellas incluyen agitar, amasar, sacudir, palpar, presionar y manipular los puntos de presión claves en el cuerpo a lo largo de meridianos específicos. También se pueden usar hierbas cuando se realiza la acupresión Tui Na.

El Masaje Tailandés tiene ciertas semejanzas con el Tui Na pero tiene sus orígenes en China y la India. Aunque es un trabajo Energético, el patrón de los meridianos en el masaje tailandés es peculiarmente similar a la forma antigua de trabajo energético hindú.

Se ejerce presión en las palmas sobre puntos específicos del cuerpo a lo largo de los meridianos o canales para liberar cualquier bloqueo y mejorar el equilibrio del cuerpo. Los terapeutas del Masaje Tailandés también son expertos en asegurar un aumento en el rango de movimiento mediante la energización del cuerpo. El Masaje Yoga Tailandés es otra mezcla que fusiona técnicas del Masaje Tailandés con las posturas de Yoga. En la India, la fuerza de vida se llama Prana.

Las formas modernas de Terapia de Masajes Asiáticas incluyen Reiki y masajes de aromaterapia. El origen del masaje de aromaterapia puede ser rastreado a Egipto, la India, Babilonia, el Imperio Moro y Grecia. Este tipo de masajes es basado principalmente en el poder del aroma de los extractos de plantas de los aceites esenciales para impulsar la sanación de las condiciones del cuerpo. Las técnicas usadas también pueden diferir, pero están más inclinadas hacia el Masaje Suizo que hacia el Tui Na.

Los practicantes del Reiki afirman que tiene orígenes tibetanos. Sin embargo, desde entonces se ha convertido en una forma de terapia de masaje confiable con una variación de hoy que fue impulsada a finales del siglo XIX por el Dr. Mikado Usui. La sanación usando el sistema Usui se basa en la manipulación experta de la energía. A diferencia del "ki" que significa la fuerza de vida básica, "Rei" es usado básicamente para referirse al aspecto universal de la sanación. La terapia de masajes Reiki es realizada a través de canales llamados Chakras y no meridianos como en otras formas de Terapia de Masaje Asiático. Y sorpresivamente, los expertos en Reiki no necesitan hacer contacto corporal con el receptor de la terapia durante el proceso de sanación.

# 7
# Otros Tipos de Terapias de Masajes: Occidentales

Se han discutido muchas formas de Terapia de Masajes Orientales en los capítulos anteriores, pero la Terapia de Masajes Occidental no está exenta de variaciones. Como se dijo anteriormente, existen formas de Terapia de Masajes Occidentales tradicionales y modernas. Y aunque las más populares incluyen Punto de Gatillo, Masaje de Tejido Profundo, Masaje Deportivo y masaje Sueco, existen otras opciones que pueden combinar una o más formas de estos tipos de masajes para avanzar hacia un enfoque más holístico de la curación natural del cuerpo. Por ejemplo, puedes tener una mezcla de terapias de masajes tradicionales y occidentales, ir por variaciones del masaje sueco, o simplemente tallar una nueva forma al combinar elementos de las Terapias de Masaje Orientales y Occidentales. Dicho esto, otras formas de Terapias de Masajes Occidentales incluyen:

- Rolfing

- Masaje Esalen

- Liberación Miofascial

- Masaje Médico

- Método Kurashova

- Reflexología

El rasgo característico del Masaje Occidental es que se enfoca más en el cuerpo, donde la mayoría de técnicas que conducen a una reparación física, especialmente en el caso del Rolfing.

## Rolfing

Ida P. Rolf (1896-1979) es la arquitecta detrás del arte del masaje Rolfing. Una técnica conocida oficialmente como el Método Rolfing de Integración Estructural que supone que los cambios dentro del sistema miofascial o tejido conectivo son las causas principales del desgaste ocurrido en el cuerpo. Los practicantes del Rolfing usan los dedos, codos y nudillos para ayudar a restaurar la alineación natural del cuerpo y por lo tanto ayuda a prevenir el empeoramiento de las enfermedades. Una terapia de Rolfing típica se completa después de diez sesiones. Un procedimiento hasta ahora doloroso, desde entonces el Rolfing ha sido modificado para asegurar que todos los clientes tengan el mejor y más conveniente proceso de sanación.

Habiendo practicado en el Instituto Esalen en California, Ida Rolf procedió a establecer su propia escuela y método llamado el Rolf Institute. Como en el Rolfing, el masaje Esalen tiene sus raíces en técnicas similares al masaje sueco. Por tanto, también presenta largas caricias, pero en combinación con masajes profundos del tejido ayudado por los movimientos de vaivén en lo que se llama un ambiente de apoyo o cuidado.

La Terapia de Masajes de Liberación Miofascial no es muy diferente al Rolfing y se acredita a los esfuerzos del Fisioterapeuta John Barnes. Se centra en la fascia, por tanto el terapeuta restaura el equilibrio del cuerpo al liberar la tensión usando las palmas, dedos, codos, y brazos. Las técnicas que implican movimientos largos, caricias deslizantes y suaves son empleadas en el proceso. La Terapia de Masajes de Liberación Miofascial también puede ser incorporada en otros tipos de Terapias de Masajes.

## Masame Medico

Otra variación del Masaje Sueco es el Masaje Médico que generalmente está relacionado con la sanación del cuerpo físico. Sin embargo, puede ser abordado en varias formas y técnicas según la condición del paciente y las instrucciones o prescripciones del médico. Por lo tanto los expertos en Masajes Médicos trabajan en sinergia con otros expertos de salud para lograr el objetivo de cura de un amplio rango de condiciones incluyendo el codo de tenista, deformidades, dolor en la rodilla, ciática, trastornos de estrés repetitivos y esguinces en los tobillos.

El Masaje Médico está basado en el Método Kurashova y puede ser rastreado hasta Rusia desde donde fue introducido a los Estados Unidos por Zhenya Kurashova Wine. Existen más de cien caricias en el Método Kurashova y el tipo de caricia aplicado, ya sea profundo o suave, es en función de la condición que sufre el paciente. El método

Kurashova combina elementos del Masaje Deportivo y de la Terapia de Masajes Médica.

# Reflexología

Aunque es conocida como una forma de Terapia de Masajes Oriental vinculada en sus orígenes con la Acupuntura China y las pinturas en las paredes egipcias, la Reflexología en realidad fue fundada por americanos. El Dr. William Fitzgerald ideó una teoría que buscaba definir una forma de mantener al cuerpo en las condiciones adecuadas. Su propuesta estaba basada en la interconexión de puntos únicos en los pies, presión y efecto en los órganos del cuerpo. Fitzgerald se refirió a 10 zonas específicas que, si se presionan correctamente, ayudarán en gran medida a mantener la integridad de los órganos del cuerpo y a mantener la salud de las personas. Una teoría similar a los conceptos del Masaje Chino donde estos puntos son llamados meridianos y canales.

Para promover esta teoría, la Masajista Americana Eunice D. Ingham lideró la adopción de las ideas de Fitzgeral. Esto terminó en la publicación de su libro *Las Historias que los Pies Pueden Contar* en 1998, después del cual el arte del Masaje de Reflexología se hizo popular. La reflexología cree que puntos específicos del cuerpo tienen vínculos con los órganos del cuerpo, y que al presionar estos puntos, es posible sanar dolores y condiciones similares. La reflexología se combina naturalmente con aspectos de las formas de terapias de masajes orientales y occidentales como Shiatsu, Aromaterapia, Terapia de Masaje Chino, Masaje Deportivo y Yoga.

# 8
# Terminología

Aquí presentamos algunos términos comunes usados en la Terapia de Masajes y sus significados.

- **Acupresión:**
  Un método Tradicional del Masajes Chino que involucra el uso de los dedos para aplicar presión en puntos clave a lo largo de los meridianos o Qi o los canales de energía Ki. El Shiatsu es uno de los ejemplos de la Terapia de Masaje China Tradicional que emplea la Acupresión.

- **Amma:**
  Amma o Anma es la terapia de masajes tradicional de Japón. Precede al Shiatsu y está basado en las formas Tradicionales del masaje chino, empleando técnicas como caricias, acupresión, palpado, y amasado a lo largo de los meridianos.

- **Masaje de Aromaterapia:**

  Un tipo de masajes que utiliza los aromas de los aceites esenciales para revitalizar los sentidos y promover la sanación.

- **Terapia de Masaje Asiática:**

  Un término amplio que se refiere a las Formas de Terapia de Masajes con orígenes Orientales. A diferencia de la Terapia de Masajes Occidental, los Masajes Asiáticos no se enfocan exclusivamente en el cuerpo físico sino que aplica un enfoque más holístico que considera la interrelación del alma, mente, emoción y cuerpo en el proceso de curación. Esta forma de terapia también depende de los conceptos de propiedades médicas y físicas tradicionales asíaticas sobre la anatomía del cuerpo. El proceso cree en la necesidad de equilibrar la fuerza de vida o nivel de energía referido como Qi, Ki o Chi. Y al examinar el flujo de energía a través de los Chakras, Meridianos o Canales, el experto puede determinar correctamente dónde estimular usando técnicas como amasado para equilibrar el flujo de energía. Las formas asiáticas de Terapias de Masajes incluyen el Tui Na, Shiatsu, Amma y Masaje Tailandés.

- **Ayurveda:**
Se refiere a un sistema de sanación basado en los antiguos escritos védicos indios. Un clásico ejemplo de sanación mediante el método Ayurveda es Deepak Chopra. El sistema también emplea una terapia de masajes para un enfoque de sanación integral.

- **Chakras:**

Una terminología usada frecuentemente por los practicantes de Reiki. Los Chakras son un concepto usado para referirse a uno de los siete centros que regulan el flujo de la energía entre el cuerpo y la mente.

- **Canales:**
Los canales, llamados algunas veces meridianos, son caminos invisibles de flujo de energía dentro del cuerpo. El término es usado comúnmente en la Terapia de Masajes Asiática u Oriental.

- **Chi:**

Chi es una palabra china que se refiere a la fuerza de vida o energía y por lo tanto es central en el proceso de restauración de la salud general que involucra el cuerpo, emociones y mente en la Medicina China. Una abundancia en exceso de Chi, bloqueo o escasez de este tiene un impacto negativo sobre la salud. Por tanto, los practicantes de Chi trabajan para equilibrar el Chi en casos donde el individuo está enfermo. Qi es otra palabra china para Chi. En japonés, en cambio se usa Ki. En las prácticas de masajes indias, Prana es la palabra usada para referirse a Chi.

- **Masaje de Tejido Conectivo:**

  Desarrollado en Alemania en 1930, el Masaje del Tejido Conectivo funciona en las capas del tejido entre la piel y el músculo para restaurar el funcionamiento efectivo y flexibilidad de las capas de los músculos. La terapia sostiene que existe un efecto positivo que se extiende hacia otras partes del cuerpo tras haber masajeado de forma efectiva una parte.

- **Masaje del Tejido Profundo:**

  Un tipo de masaje que se enfoca en la manipulación del tejido conectivo miofascial. El Masaje de Tejido Profundo, además de ser una forma de Masaje, también es una técnica empleada en otros tipos de terapias de masajes. El masaje depende de la Integración Estructural y la Terapia de Masaje Sueco.

- **Terapia de Masaje Oriental:**
  Consulta la Terapia de Masaje Asiática.

- **Effleurage:**
  Una técnica del Masaje Sueco que involucra el uso de ambas manos al dar caricias suaves y deslizantes en partes del cuerpo para proporcionar una experiencia calmante y relajante.

- **Masaje Esalen:**
  Desarrollado en el Instituto Esalen en California, el Masaje Esalen combina elementos del Masaje Sueco con principios que involucran la consciencia sensorial y sensibilidad ambiental.

- **Fascia:**
  Se refiere a los tejidos conectivos que proporcionan el soporte necesario para los músculos, huesos, y órganos del cuerpo.

- **Fricción:**
  Una técnica principal de la Terapia de Masaje Sueco, la

fricción involucra penetraciones más profundas en la piel al usar las manos para hacer movimientos circulares durante una sesión de masajes.

- **Masaje de Piedra Caliente:**

  Una técnica de masajes donde se colocan piedras calientes de diferentes tamaños sobre el cuerpo para ayudar a sanarlo. Los expertos en masajes con frecuencia hacen esto en combinación con Terapias de Masajes Asiáticas como Shiatsu, en cuyo caso las piedras son ubicadas en canales, meridianos, chakras y puntos de presión específicos.

- **Ki:**
  La palabra japonesa para Chi es decir, la energía o fuerza de vida del cuerpo.

- **Método Kurashova:**
  Un método empleado en el Masaje Médico Ruso que incluye más de 100 tipos de caricias aplicadas en las partes del cuerpo afectadas para aliviar el dolor y acelerar la recuperación de los Atletas.

- **Masaje Médico:**
  Un tipo de Masaje Sueco donde los médicos prescriben o dirigen las formas médicas de masaje terapéutico dependiendo de la lesión presentada por un individuo.

- **Meridianos:**
  También llamado Canales o Chakras, se refieren a los caminos que dirigen el flujo de energía o fuerza de vida en el cuerpo. Son el centro de enfoque en la mayoría de las formas de Terapia de Masajes Asiáticas.

- **Liberación Miofascial:**
  Una técnica de masaje dentro de la fascia trabajada usando los codos, dedos, manos, palmas y antebrazos para realizar caricias largas, suaves y lentas para aumentar la movilidad de la fascia.

- **Terapia de Masaje Oriental:**
  Consultar la Terapia de Masaje Asiática

- **Petrissage:**
  Una técnica del Masaje Sueco que involucra el amasado de la piel.

- **Prana:**
  La palabra india para Chi que significa fuerza de vida o energía.

- **Reflexología:**
  Un masaje que se concentra en las manos y los pies. En la reflexología, los expertos ejercen presión en zonas específicas de las extremidades en un intento por liberar la tensión, el estrés o el dolor en esas partes del cuerpo.

- **Reiki:**
  Basado en los métodos asiáticos de masajes y medicina, el Reiki es característicamente diferente ya que no requiere que el practicante use las manos durante el proceso de sanación. Los expertos solo transfieren energía de las manos hacia las partes del cuerpo afectadas cuando restauran el equilibrio usando los conceptos de los Chakras y fuerzas de vida.

- **Rolfing:**
  Al manipular profundamente el sistema miofascial del cuerpo, la técnica del rolfing es un método de integración estructural que ayuda a reorganizar la estructura del cuerpo después de una lesión o distención muscular.

- **Método Rosen:**
  El Método Rosen emplea toques no invasivos y comunicación verbal para ayudar a los pacientes a recuperarse de una enfermedad. El Masaje o toque es usado para detectar cualquier contracción muscular aberrante y un problema de salud mientras que la comunicación verbal es usada para descubrir problemas emocionales subyacentes.

- **Shiatsu:**
  Significa "presión de los dedos" en japonés, es una forma de
  Acupresión que involucra la restauración del equilibrio de la
  energía de los meridianos Ki o canales mediante la aplicación
  de presión. Es un método popular de sanación en las culturas
  asiáticas y occidentales.

- **Masaje Deportivo:**
  Otra variante del Masaje Sueco que difiere en el área de
  aplicación de masajes. A diferencia de su aplicación en todo
  el cuerpo como ocurre en el Masaje Sueco, el Masaje
  Deportivo se enfoca en regiones específicas del cuerpo y
  ayuda a restaurar y mejorar así como rehabilitar y mantener
  la salud de los atletas. Las tres subdivisiones del Masaje
  Deportivo son Mantenimiento, Evento y Rehabilitación.
  También existen variantes. Por ejemplo, Masaje Deportivo
  Equino que está diseñado específicamente para caballos de
  carrera.

- **Integración Estructural:**
  Un término que es usado principalmente para describir al
  Rolfing. Sin embargo, la Integración Estructural puede ser
  usada para referirse a otras terapias de masajes y trabajos
  corporales que involucren la integración de la estructura del
  cuerpo. El Masaje de Tejido Profundo, por ejemplo, emplea la
  técnica de la Integración Estructural.

- **Terapia de Masaje Sueca:**

  El principal tipo de Terapia de Masajes  Occidental que se
  enfoca en la sanación física del cuerpo. La Terapia de Masaje
  Sueco es la fuente de otros tipos de masajes populares como
  el Masaje Deportivo, el Masaje de Tejido Profundo, El Rolfing
  y el Masaje Médico. Las técnicas usadas en la Terapia de
  Masaje Sueco incluyen Petrissage, Effleurage, Tapotement y
  Fricción.

- **Tapotement:**

  Tapotement es una Técnica de Masaje Sueco que involucra la sanación mediante el uso del borde de las manos, dedos o manos ahuecadas para hacer caricias suaves en las partes del cuerpo afectadas en golpes rápidos y alternados.

- **Masaje Tailandés:**
  Un tipo de Terapia de Masaje Asiática popular que usa los principios de la medicina Oriental. El masaje es realizado mediante la manipulación cuidadosa del cuerpo usando una variedad de otras técnicas como la acupresión. El Masaje Tailandés también puede ser realizado en combinación con el Yoga y que es llamado Masaje Yoga Tailandés.

- **Terapia de Masajes Punto de Gatillo:**
  Una terapia de masajes que usa el concepto "Puntos de Gatillo" donde se cree que ciertos puntos en el centro de ciertos músculos son esenciales para irradiar dolor a todo el cuerpo. Por tanto, la terapia de masajes está enfocada en presionar de manera experta estos puntos para aliviar los dolores del cuerpo. Una variación de esta terapia de masajes es la Mioterapia de Bonnie Prudden.

- **Tui Na:**
  Una forma de Terapia de Masajes China que usa los conceptos de sanación tradicionales, el Tui na ayuda a revertir los problemas de salud al emplear la fuerza de vida Chi o Qi que fluye a lo largo de los canales o meridianos en el cuerpo usando técnicas como frotar, acupresión, presión, agitar, palpar, sacudir y manipular.

- **Terapia de Masaje Occidental:**
  Un término de masaje basado en los conceptos occidentales y entendimiento de la anatomía y fisiología del cuerpo. La Terapia de Masaje Occidental Tradicional se enfoca únicamente en el cuerpo físico y por tanto difiere de la Terapia de Masajes Oriental o Asiática que toma un enfoque

más holístico para la sanación del cuerpo. Las terapias de masajes occidentales vienen en varias formas incluyendo el Masaje Deportivo, Masaje Sueco y Masaje Médico.

- **Zonas:**
  Un término de la reflexología que define los puntos de manipulación por un terapeuta experto para aliviar el estrés, revitalizar el cuerpo después del ejercicio y restaurar la salud general de los individuos. Cada zona de las manos y pies está conectada con una parte central u órgano del cuerpo.

# Conclusión

El arte del masaje ha hecho un progreso tremendo en los últimos años, con servicios robustos que ya no solo proporcionados exclusivamente en lugares peligrosos y desagradables. También ha evolucionado para ser una sesión saludable para todos, y no un servicio que está específicamente diseñado para un conjunto élite de individuos como era el caso en el pasado. Sus beneficios de largo alcance han garantizado que la cobertura básica de muchos planes de salud ahora incluya la terapia de masajes.

Una gran variedad de problemas pueden ser tratados exitosamente mediante una sesión de masajes, y estas incluyen muchas lesiones y preocupaciones emocionales de salud. En el Masaje Deportivo, por ejemplo, los atletas pueden recuperarse mejor de las distenciones y problemas musculares que son sinónimo de actividades deportivas. Esto posiciona a los atletas a batear un home run en los próximos eventos. Los dolores crónicos de diversa índole también pueden ser anulados con terapias de masajes administradas cuidadosamente. Las madres que acaban de dar a luz pueden beneficiarse de los beneficios calmantes   necesarios para enfrentar la depresión postparto.

Convertirse en un masajista profesional viene con algunos desafíos, y las preocupaciones populares se basan en los requisitos de licencia y cursos necesarios para practicar completamente el arte del masaje. Esto se debe en parte a la abrumadora cantidad de opciones disponibles y las áreas nicho en las que puedes especializarte. Por ejemplo, la Terapia de Masaje Asiática se basa en el principio de sanación holístico que puede ser realizado de muchas formas. El Masaje Occidental, por otra parte, se ocupa de la entidad física total, con formas como el Sueco, Medico y Deportivo. También están la reflexología y el Reiki que son eclécticos en su naturaleza, combinando aspectos asiáticos y tradiciones occidentales.

Las propiedades de sanación del masaje parecen expandirse constantemente, y con muchas más investigaciones desentrañando beneficios antes desconocidos, probablemente el entusiasmo del masaje no declinará en el futuro cercano.

Con esto, hemos llegado al final de este libro. Quiero agradecerte por elegir este libro.

Ahora que has llegado al final de este libro, primero nos gustaría expresar nuestra gratitud por escoger esta fuente particular y tomarte el tiempo de leerlo. Toda la información aquí contenida ha sido investigada y reunida con el objeto de ayudarte a entender los principios de la terapia de masajes tan fácilmente como sea posible.

Esperamos que te haya parecido útil y ahora puedas usarla como una guía en cualquier momento que lo desees. También querrías recomendarlo a cualquier familiar o amigo y a quienes creas que pueda resultarle útil.

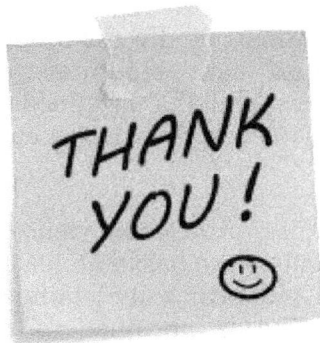

# ACEITES ESENCIALES

*Una Guía Integral para Iniciarte en la Aromaterapia*

No existe escenario alguno en el cual el editor o el autor original de esta obra puedan ser considerados de alguna manera responsables por cualquier dificultad o daño que pueda ocurrir después de comprometerse con la información aquí descrita.

Adicionalmente, la información contenida en las siguientes páginas está destinada únicamente a fines informativos y por tanto debe considerarse universal. Como corresponde a su naturaleza, se presenta sin garantía respecto a su validez prolongada o calidad provisional. Las marcas registradas son mencionadas sin el consentimiento escrito y no puede ser considerado de ninguna forma un respaldo por parte del propietario de la marca.

# DESCARGO DE RESPONSABILIDAD

*La información aquí contenida tiene únicamente propósitos informativos.*

*Las afirmaciones no tienen la intención de sustituir a un profesional de la salud ni de diagnosticar, tratar, curar o prevenir condiciones médicas o enfermedades.*

*Cada enfermedad o lesión debe ser supervisada por un médico o un practicante de medicina alternativa.*

# CONTENIDO

# Capítulo 1: Historía y Tradición

Las plantas no solo son fuentes increíbles de nutrientes y alimentos para el hombre, sino que en ellas también contienen muchos de los maravillosos componentes que han sido extremadamente útiles para resolver las condiciones de salud más desafiantes del hombre. Las plantas están llenas de numerosos fitonutrientes que, y entre otras cosas, incluyen una plétora de extractos que tienen una esencia aromática fenomenal, por ejemplo, los aceites esenciales. Algunas veces llamados el "alma" de las plantas, los aceites esenciales han sido por mucho tiempo un pilar para muchas preparaciones culinarias y terapéuticas. A diferencia de su nombre, los aceites esenciales no se presentan como aceites; aparecen más acuosos, y con una mejor viscosidad de lo que se puede esperar de un aceite. Dicho esto, los aceites esenciales son extremadamente volátiles y altamente concentrados, y por lo general están cargados con un amplio rango de componentes orgánicos.

Las vitaminas, hormonas y ciertos químicos componen el grupo de los aceites esenciales que necesitan las plantas para realizar de manera exitosa sus funciones vitales. Por ejemplo, las flores, tienen esencias que las ayudan a atraer a las plantas, lo que es de vital importancia para su polinización. En los arbustos, la resina es un aceite esencial que las ayuda a sanar las heridas más rápidamente mientras les proporciona la resistencia suficiente para los climas extremos. Los aceites esenciales ayudan a mantener la humedad de las plantas al evitar la evaporación excesiva de agua. Pero eso no es todo, también pueden ayudar a las plantas a protegerse de ataques predatorios sirviendo como disuasivo para los agresores externos mientras comunican el peligro a las plantas y árboles cercanos.

Debido al amplio rango de componentes y su presencia estética, durante mucho tiempo, el hombre ha usado aceites esenciales en la preparación de ambientadores, como enriquecimiento alimenticio y también con fines médicos, para sanar al cuerpo de muchas condiciones.

El uso médico de los aceites esenciales se remonta a miles de años donde fueron incluidos en la práctica de la aromaterapia. A Shen Nung, un gobernante chino Legendario, se le acreditan los esfuerzos iniciales que pusieron en relieve las propiedades medicinales de las plantas. Él escribió 'Pen Tsao' (c. 2700-3000 BC) – el primer texto escrito sobre las hierbas que contenía más de doscientas especies botánicas. Sus descubrimientos iniciales despertaron la curiosidad de arqueólogos y científicos por igual, haciendo que las civilizaciones de China, el Medio Oriente y la India exploraran los beneficios terapéuticos de los aceites esenciales durante esos primeros periodos. Por ejemplo, una forma de curación tradicional hindú llamada Ayurveda es sinónimo del uso de hierbas locales en el tratamiento de muchas condiciones.

En el antiguo Egipto, las aguas, el incienso, las resinas y los ungüentos eran ampliamente utilizados en las ceremonias religiosas. También se cree que la Reina Cleopatra tenía gigantescas colecciones de flores en su jardín, y utilizaba las esencias obtenidas de ellas para perfumarse a sí misma y sus alrededores. Los Faraones están estrechamente ligados al uso de urnas de terracota. Y en Roma, los soldados descubrieron los beneficios mágicos de la miel y la usaban junto con la mirra para sanar sus heridas. Los emperadores romanos se daban baños perfumados ya que les proporcionaban la tan ansiada relajación y una sensación de alivio. En la Biblia, tanto el Antiguo Testamento como el Nuevo Testamento contienen recetas con componentes aromáticos en su preparación.

En Europa, la exploración y uso generalizado de los aceites esenciales se vieron facilitados en el siglo XVI cuando se descubrió el método de destilación de vidrio. Las rutas de comercio más robustas y la invención del microscopio implicaron que los compuestos bioactivos también pudieran ser estudiados en mayor profundidad. Por lo tanto, la extracción de los aceites esenciales de las plantas se popularizó con plantas como la manzanilla italiana, el romero francés y la lavanda inglesa. La Reina Elizabeth I es conocida por haber usado una abrumadora cantidad de aceite de lavanda inglesa durante su reinado, y la tradición continuó durante los 64 años de gobierno de la Reina Victoria.

A principios del siglo XX, la aromaterapia cobró vida en la historia moderna cuando el químico francés Rene-Maurice Gattesfosse, inadvertidamente, prendió en fuego su brazo en el laboratorio y se sintió aliviado después de sumergir su mano en el contenedor de líquido frío más cercano, que casualmente era aceite de lavanda. Mientras las lesiones previas de quemaduras químicas ocasionaron dolores extensos y profundos, ampollas, inflamación inducida por enrojecimiento y cicatrices, la quemadura de Gattesfosse sorprendentemente no presentó problemas similares, solo dolores leves y sin cicatrices. Obviamente el aceite de lavanda tuvo algo que ver con esto, y así también lo estimó Gattefosse. Esta intrigante observación lo llevó a acuñar el término 'aromaterapia,' una palabra que él usó para describir la curación excepcional que había recibido.

Pero, él no iba a permitir que este conocimiento sobre el aceite de lavanda se fuera por el drenaje, así que dedicó muchos más años a investigar los beneficios para la salud de los aceites esenciales lo que finalizó en su conocido libro "Aromaterapia" que fue publicado en 1937. En él, Gattefosse expuso sus hallazgos sobre los aceites esenciales, y en consecuencia, trajo al primer plano el uso médico para estos agentes. Debido a que el libro se convirtió en una parte fundamental en las colecciones de los entusiastas de los aceites esenciales, la obra fue traducida al inglés en 1993. Como era de esperarse, la segunda edición está disponible en su versión impresa después de 70 años.

Los esfuerzos de Gattefosse lograron que otros científicos como Jean Valnet, un médico francés, profundizran aún más en lo aceites esenciales. Valnet eligió usar aceites esenciales para ayudar a sanar las heridas durante la Segunda Guerra Mundial. Los soldados, que de otra forma habrían sido amputados, pudieron manejar exitosamente sus lesiones al ser tratadas con aceites esenciales. El libro de Jean 'La Práctica de la Aromaterapia' consiguió aún más progresos para la causa de los aceites esenciales ya que logró que los aceites fueran ampliamente aceptados, asegurando su adopción por parte médicos y psiquiatras en Francia en la década de 1960. Marguerite Maury publicó más descubrimientos sobre los aceites esenciales en 1962, y así los aceites esenciales gradualmente empezaron a formar parte de los ingredientes principales en la industria cosmética. 'El Arte de la Aromaterapia' de Robert Tisserand proporcionó el trampolín para la popularidad de la aromaterapia y los masajes, impulsándolos a convertirse en una práctica común en el Reino Unido y los Estados Unidos.

La popularidad de la aromaterapia, a medida que se propagaba gradualmente hacia otras partes del mundo, junto con el aumento dinámico de las medicinas naturales en la década de 1980, aseguró su fiabilidad como un régimen de salud que desde entonces se ha convertido en una verdadera forma de tratar muchas condiciones de salud. Tanto que en 2008, representaba alrededor del 95% del mercado mundial de los aceites esenciales, traduciéndose a cerca de 4,600 millones de dólares. La industria de la aromaterapia ha crecido consistentemente desde entonces en una tasa del 7,5% anual en la última década, y es posible que la tendencia no disminuya en el futuro cercano ya que todos la están adoptando para tener una experiencia de sanación natural inigualable.

## Capítulo 2: Aromaterapia y Aceites Esenciales Decodificados

Primero que nada, no se supone que la aromaterapia sea un sustituto de talla única para todas las condiciones donde se requiera el tratamiento médico tradicional. Aunque su actividad ha sido bien documentada, la aromaterapia es solo una extensión de una práctica a largo plazo que involucra el uso de plantas para tratar condiciones médicas. Por ejemplo, la aspirina que usamos hoy en día fue un resultado de experimentos llevados a cabo en la industria de tintes Laureler & Co usando un subproducto obtenido de la planta espirea.

Al químico Felix Hoffman se le acredita la sintetización del primer ácido acetilsalicílico conocido que anteriormente era conocido como un tratamiento útil para el reumatismo. Los resfriados también son un problema común, pero también hemos remediado la condición exitosamente usando Vick Vaporub cuyo ingredientes activos son formas sintéticas de muchos productos como el árbol de laurel por ejemplo, el alcanfor, menta (mentol), y eucalipto así como nuez moscada, hoja de cedro y aceite de pino. Coca-Cola fue comercializada inicialmente como un producto que servía como un 'tónico para los nervios,' con ingredientes que incluían aceites esenciales de especias y frutas cítricas.

La aromaterapia es una ciencia asombrosa e interesante, pero también es un arte, que la convierte en una tarea emocionante pero igualmente intimidante cuando estudias los detalles de su amplio alcance. En general, los aceites esenciales son un grupo de moléculas aromáticas obtenidas a partir de las partes de una planta o de materiales como las hojas, pétalos, ramas, espinas, ramitas, semillas, resinas, madera y corteza. Aquí presentamos los conceptos y términos básicos para entender fácilmente los datos botánicos y farmacológicos en el estudio de la Aromaterapia.

## Aceites Absolutos

Los aceites absolutos son aceites semilíquidos o solubles en alcohol obtenidos a partir de las plantas mediante un proceso de extracción solvente que produce un rendimiento muy bajo. Por ejemplo, mil libras de flores producen solamente una cucharadita de jazmín absoluto. Una cucharadita de "rosa absoluta" se obtiene a partir de aproximadamente cinco libras de pétalos. Con la destilación, sin embargo, una cantidad similar de esencia, un aceite esencial de rosa requiere de una asombrosa cantidad de diez mil libras de pétalos. Por lo tanto, la esencia de rosa de Damasco cuesta el doble del precio de la rosa absoluta independientemente de que se considere uno de los aceites esenciales más costosos.

## Aceites Mezclados

Los aceites mezclados son esencialmente una receta o fórmula que se deriva de la sinergia o combinación de una gran cantidad de aceites esenciales. La selección de aceites mezclados es, literalmente, ilimitada con una gran cantidad de opciones disponibles. Los expertos en aromaterapia también tienen sus combinaciones o recetas preferidas generalmente recomendadas por su gran conocimiento y experiencia.

Aunque realizar mezclas podría ser una forma fantástica de experimentar con fórmulas pre-combinadas, sin embargo, podría ser una actividad que consume tiempo, así que aprender los aceites esenciales y poner las ideas en práctica es una forma confiable de obtener una mezcla fiable para cualquier condición médica o propósito. Entonces, podría parecer que los remedios mezclados tienen la misma composición de ingredientes, sin embargo, no siempre estarán combinados en la misma proporción.

## Aceite Portador

Los aceites esenciales con característicamente finos y acuosos, pero incluso si son inusualmente gruesos, hay muy poca o ninguna posibilidad de que se disuelvan en agua. Los aceites esenciales son excesivamente solubles únicamente en alcohol o ácidos grasos. Los aceites portadores son usados para diluir los aceites esenciales, y algunas veces son referidos como aceite base. Incluyen productos a partir de una variedad de fuentes como nueces, semillas, árboles o vegetales. Los aceites portadores más populares son coco, almendras, girasol y jojoba.

Las mezclas de aceites esenciales generalmente están compuestas por un aceite portador con cantidades mínimas de aceites esenciales ya que los aceites esenciales por sí solos son notablemente fuertes para usar sin diluir, o demasiado costosos para ser usados sin un aceite portador. Sin embargo, algunos de estos aceites pueden ser usados como aceites portadores, algunos ejemplos son el árbol de té o lavanda. Además de hacer que la aplicación sea más fluida, los aceites portadores son excelentes para mantener la humedad de los aceites esenciales sobre la piel por largos periodos. Además, los aceites esenciales diluidos tienen una larga duración ya que solo se necesitan pequeñas cantidades durante el proceso de masajes.

# Extracción

El término "Extracción" se refiere al proceso de obtener las moléculas de aceite almacenadas en las plantas. Entender el proceso de extracción es clave para conocer las propiedades inherentes de un aceite. También dice mucho sobre sus beneficios así como las formas de comprar y usar. La extracción de las moléculas de aceite de las plantas se puede realizar de varias formas. Estas incluyen la destilación por vapor o agua, expresión o la extracción por solvente.

- **Destilación por Vapor o Agua**
  La destilación por vapor usando presión sigue siendo uno de los procesos de extracción más eficientes. Para ello, se calienta la planta, y a medida que el vapor formado se enfría, se obtiene el aceite esencial. Por otro lado, la destilación con agua incluye cubrir el material vegetal con agua y subsecuentemente calentar la planta. La destilación por agua requiere de más tiempo para realizarse, y por lo tanto viene con el riesgo de perder los componentes del aceite esencial que no son demasiado resistentes al calor, haciendo que la destilación por vapor sea el método de extracción preferido.

- **Extracción con solventes**

  Este proceso de extracción es una alternativa fantástica cuando partes sensibles como el jazmín y los pétalos de rosa son la fuente del aceite esencial. La extracción por solvente termina con un método conocido como enfleurage donde los pétalos ubicados en el vidrio son cubiertos con un aceite o grasa sin olor. Alternativamente, las flores pueden ser mezcladas en un aceite caliente. Cuando las flores suficientes han saturado el aceite o grasa se forma una "pomada" o "concreto." La pomada que se forma después se sumerge en alcohol para absorber la fragancia producida por la grasa, y luego las dos son separadas. A media que el alcohol se evapora, la materia particulada de la planta es dejada atrás. Esto es lo que se conoce como la esencia "absoluta" de la flor. La grasa es usada en la fabricación de jabón. Si se usa benceno, hexano u otro petroquímico sintético como solvente, la esencia "absoluta" obtenida en el proceso viene con menos beneficios que el alcohol- una sustancia orgánica derivada del azúcar.

- **Expresión**

  Es usado para la extracción de aceite de la corteza de limón, bergamota, naranja u otra fruta cítrica. Aunque se consideraba que la expresión era un proceso laborioso que solo podía realizarse usando las manos, el advenimiento de los procesos tecnológicos inteligentes han garantizado que la expresión de la corteza ahora sea un proceso mecanizado. Para la práctica doméstica, podrías experimentar con la corteza de la fruta cortando un segmento de la cáscara de una fruta limpia y seca y perforar esa cáscara con la punta de un cuchillo. Coloca un recipiente y exprime la cascara para obtener las gotas de aceite esencial. Preserva tu aceite almacenándolo en una botella oscura y consérvala en un lugar fresco. Esta puede parecer una forma bruta, pero tu producto es tan fino como cualquier aceite esencial vendido comercialmente y que se haya obtenido a partir de frutas cítricas, y también puede ser un producto confiable cuando necesitas realizar la aromaterapia.

En un proceso descubierto recientemente, también se puede usar dióxido de carbono en bajas temperaturas para el proceso de extracción, lo que da como resultado aromas altamente fragantes. Aunque es preferible a la extracción por solventes, la única desventaja de este proceso, según creen los aromaterapeutas, es el hecho de que requiere el uso de un equipo altamente costoso para realizar el proceso de extracción de manera exitosa. En consecuencia, los aceites obtenidos son más costosos y es posible que no sean fácilmente accesibles. Otros que están en desacuerdo con el este proceso dicen que la temperatura requerida para la extracción por $CO_2$ es apenas lo suficientemente alta para la destilación adecuada de las moléculas de la planta. Por tanto, los aceites esenciales obtenidos, según ellos, no deben ser usados con propósitos terapéuticos sino en velas, jabones y desodorantes ambientales.

## Aceites al 5% o 10%

Estas mezclas se asocian con frecuencia con los aceites esenciales costosos, aunque los proveedores se aseguran de que sean asequibles al usar un aceite portador para diluirlos. Vale la pena mencionar, sin embargo, que el porcentaje estipulado no garantiza la calidad del aceite esencial sino la cantidad. Por tanto, cuando las botellas indican que contienen un '5% de Rosa Absoluta en Jojoba,' significa que la botella contiene 95% de aceite de jojoba combinado con 30 gotas de 1.5 ml de rosa absoluta pura.

## Aceites con Frangancia y Perfume

Los aceites con fragancias y perfumes son aromas elaborados sintéticamente para simular los aromas naturales pero son distintos a los aceites esenciales. Los aromas de los aceites con fragancia y perfume imitan a las esencias naturales, aportando cualidades de riqueza, familiaridad, resistencia y complejidad. Sin embargo, esas fragancias son hechas principalmente para ser combinadas con jabones, perfumes, productos para el cuidado de la piel y del cabello así como para la elaboración de velas, limpiadores domésticos y desodorantes. No son elaborados para ser usados en la aromaterapia. La Rosa Negra, Lluvia China, Bosque, Vainilla y Lirio del Valle son ejemplos comunes de estos aceites.

## Hidrosoles

También conocidos como hidrolato o agua floral, los hidrosoles son el subproducto del vapor obtenido después del proceso de destilación. Esencialmente tienen la misma fragancia y beneficios de los aceites esenciales, y generalmente son usados en la fabricación de productos para el cuidado de la piel que contienen aceites esenciales. Las aguas florales de uso cosmético incluyen las elaboradas a partir de neroli, manzanilla y pétalos de rosa.

## Puro

Debido a la fuerte concentración de esencias y la gran probabilidad de dañar la piel si son aplicadas directamente, la mayoría de las esencias vienen con una advertencia "No aplicar puro." Pero hay algunas excepciones; los aceites de árbol de té y lavanda pueden ser aplicados directamente sobre la piel cuando se combinan con aceites portadores.

## Aceites Orgánicos

Las esencias orgánicas son aquellas producidas a partir de las plantas que no han sido sometidas a procesos o aplicaciones sintéticas. Con frecuencia, los productos alimenticios orgánicos tienen un sello circular verde y blanco USDA; el mismo sello se aplica a los "aceites esenciales orgánicos." Por tanto, si se usaron pesticidas o fertilizantes sintéticos sobre la planta o la planta fue procesada artificialmente y tiene preservativos o aditivos químicos, el aceite esencial derivado no se considera orgánico.

"Orgánico" podría relacionarse vagamente con palabras como "libre de químicos", "sin pesticidas", "100% natural", "cultivado de forma silvestre" y "todo herbal" entre otros. Sin embargo, no siempre significa que son 100% orgánicos. Una buena práctica para garantizar la seguridad y autenticidad es buscar el sello USDA en el producto para tener la certeza de que el distribuidor realmente te está ofreciendo un producto cultivado y elaborado orgánicamente.

Existen dos grupos contrastantes en la aromaterapia en cuanto a la superioridad del aroma y los beneficios, de los aceites esenciales orgánicos en comparación con los aceites no orgánicos. Aunque algunos creen que los aceites esenciales están llenos de contaminantes significativos debido a su alta concentración, (aunque no existe un respaldo científico para esta afirmación), otros sostienen que un proceso de destilación realizado de forma efectiva retira cualquier fertilizante o pesticida y asegura que los aceites destilados en agua, vapor o alcohol son productos esencialmente puros. La elección de aceites orgánicos por encima de las alternativas no orgánicas es una decisión absolutamente personal. Sin embargo, la inmensa composición natural y beneficios de los aceites orgánicos reciben la aprobación para ser usados en aromaterapia. La única advertencia es que son más costosos, y probablemente el doble del precio, en comparación con las opciones no orgánicas.

# Cómo Elegir Aceites Esenciales

Al igual que con muchos productos populares, la elección del aceite adecuado puede ser una decisión laberíntica, complicada por la presencia de muchas opciones y variedades. Además existen montones de fragancias para elegir cuando quieres mitigar el estrés, mejorar tu estado de ánimo o usarlo con propósitos de salud. El extracto varía también en propósito, debido a sus componentes, y por tanto mientras que algunos son más usados en cremas tópicas para revertir las cicatrices y los síntomas del acné, otras son la primera opción para aliviar el estrés.

Cualquiera sea tu razón para comprar un aceite esencial, asegurarte de que la esencia sea muy atractiva es algo básico que debes buscar; algunos aceites esenciales pueden presentar olores penetrantes mientras que otros, como los elaborados a partir de frutas cítricas, son florales en su olor. También debes conservar tus productos alejados para evitar que desencadene reacciones como dolor de cabeza; esto es especialmente importante si la esencia no está diluida. Tomar descansos entre las pruebas también te ayudará a tomar mejores decisiones ya que la saturación excesiva de los olores puede afectar tu juicio sobre las esencias.

Otro factor a tener en cuenta es si tu distribuidor establece un precio específico para todos los aceites esenciales. Considerando el hecho de que algunos aceites esenciales no son tan comunes podría esperarse que sean más costosos, establecer el mismo precio para todos podría ser una señal sutil de que algunos aceites, en especial los más raros, no son originales. Por ejemplo, podrían sugerir que han utilizado métodos de destilación más económicos o contener subproductos no deseados en el producto empacado.

Si los solventes aceitosos tienden a presentar desafíos o desencadenar respuestas alérgicas, deberías considerar no utilizar aceites esenciales diluidos en aceite vegetal porque es posible que existan residuos en el producto final. Una estupenda forma de detectar si el aceite esencial fue diluido usado aceite vegetal es colocar una pequeña gota en una hoja de papel. Si cuando la gota se desliza quedan residuos, es probable que el aceite esencial haya sido diluido con aceite vegetal.

Los aceites esenciales de alta calidad son excepcionalmente puros y no deberían predecir ninguna reacción alérgica o daño cuando son usados. Los aceites esenciales puros también son la primera opción para los aromaterapeutas ya que proporcionan un efecto terapéutico más fuerte que los aceites sintéticos. Además, los aceites esenciales deben ser almacenados adecuadamente en un contenedor azul oscuro o marino y esto ayudará preservar los ingredientes. Exponer el producto a la luz solar lo deteriora, y en consecuencia, pierde actividad cuando se usa con fines terapéuticos.

## Capítulo 3: Guía de Compra de los Aceites Esenciales

# Lista de los 10 principales

Se cree que existen más de 3000 aceites esenciales, y de ellos, unos 300 son terapéuticamente relevantes y usados de manera rutinaria en la aromaterapia. De estos aceites terapéuticamente beneficiosos, 101 son comercializados a nivel mundial. En la mayoría de los casos, cada comerciante, fabricante o practicante tiene su lista de los "10 aceites esenciales principales," y nunca son los mismos debido a que existen distintos factores a considerar. Por ejemplo, podrías tener una lista de aceites esenciales "Los 10 Más Vendidos", "Los Primeros 10 Florales", y "Los 10 Más Recomendados." Así que puedes utilizar tu propia lista de los principales 10 aceites esenciales en base a tu propio criterio.

# Elección de los Aceites Esenciales

La categorización de los aceites esenciales puede hacerse de varias formas. Aunque algunas son alfabéticas, otras pueden estar etiquetadas botánica, química o aromáticamente de acuerdo con la dolencia o pueden ser categorizadas de cualquier otra forma. Hay estados positivos y negativos para el bienestar físico, emocional y mental de una persona. Y por tanto, revertir una condición de salud indeseada requiere de una solución igual de potente. Los aceites esenciales pueden etiquetarse como positivos o negativos según su efecto. Los aceites esenciales "negativos" son calmantes, relajantes y sedantes o esencialmente alivian la tensión de manera natural. Los aceites esenciales positivos, por otro lado, están destinados a vigorizar, rejuvenecer o estimular un mejor estado de ánimo en el cuerpo. Este método ha sido usado en los capítulos 6 y 7 donde se proporciona una lista de los 24 aceites esenciales básicos, de los cuales todos son recomendados por los minoristas, aromaterapeutas, autores y fabricantes como los principales.

Sin embargo, la lista no es exhaustiva y seguramente habrá muchas otras esencias que podrías incluir, dependiendo del uso que les vayas a dar. La lista proporcionada es solo un buen punto de referencia cuando estás empezando. Selecciona cinco aceites de la lista de "12 Aceites Esenciales Relajantes" y otros cinco de la lista de "12 aceites esenciales estimulantes" según su definición por la condición o uso. Con esto en mente, visita una tienda donde puedas oler los aceites esenciales para tener una idea de las opciones que quieres. Si alguno no te gusta, descarta ese aroma y elige aceites que sean atractivos a tu sentido del olfato. Tu lista de aceites esenciales puede crecer a su debido tiempo a medida que empiezas a conocerlos más o en base a futuras necesidades.

## Etiquetado

Tener conocimientos de etiquetado cuando eliges un producto, y más aún cuando compras un aceite esencial, puede ser una mina de oro. Es posible que los fabricante no intenten engañarte intencionalmente, pero los aceites esenciales pueden ser etiquetados de diferentes formas, dificultando la elección de la opción correcta para ti. No es necesario que te conviertas en un profesional respecto a los aceites esenciales, pero hay varias cosas que tienes que buscar en la etiqueta antes de elegir uno.

## Etiquetado Directo:

- Aceite Esencial Terapéutico
- Aceite Esencial 100% Puro
- Sin aditivos, sin pesticidas
- Primera destilación
- Máximo beneficio terapéutico
- Sin diluir y puro

Es posible que no tengas un conocimiento agudo sobre el etiquetado de los aceites esenciales. Sin embargo, conocer los fundamentos básicos podría ahorrarte tiempo y dinero cuando compras un producto. Por ejemplo, un producto que contiene solo 3 gotas de

175

aceite de lavanda en 8 onzas de aceite de jojoba puede ser etiquetado como un "aceite esencial 100% puro", y eso no es un error si el producto es comercializado como "sin diluir". Las primeras destilaciones probablemente tendrán la más alta calidad que puedas obtener, y las destilaciones subsecuentes resultan siendo aceites esenciales ligeramente más débiles.

## Etiquetado Dudoso:

- Rico en aceite esencial
- Aceite enriquecido con vitaminas
- Mezcla que contiene aceite esencial puro
- Extraído de toda la planta
- Aceite a base de plantas

También es importante revisar en la etiqueta la parte de la planta de la que fue obtenido el aceite esencial. Por ejemplo, si las investigaciones indican que el mejor aceite esencial de una planta se obtiene solo de las raíces, elegir un producto que contiene "extracto de hoja" de dicha planta podría no ser una gran idea. El aceite esencial obtenido a partir de la flor de azahar será muy diferente al obtenido de la cáscara de azahar ya que tienen propiedades contrastantes y por lo tanto son adecuadas para beneficios terapéuticos distintos. También es aconsejable comprar un aceite esencial en lugar de los remedios premezclados ya que: puedes determinar el grado de dilución adecuado para tu necesidad, puedes regular la naturaleza e intensidad del aroma así como tener una mayor vida útil ya que los aceites esenciales sin diluir duran considerablemente más tiempo.

## Compra

La compra de cualquier material requiere la debida diligencia, y los aceites esenciales no son la excepción. Con listas literalmente interminables de tiendas de abarrotes orgánicas, tiendas de alimentos saludables, tiendas de cosméticos y perfumerías donde puedes comprarlos, asegurarte de que no seas estafado requiere más que encontrar un sitio web visualmente atractivo si decides comprar en línea. Conseguir comentarios y muestras confiables, si es posible, son algunas formas de cortar de raíz los problemas potenciales cuando compras un aceite esencial.

El precio es otra área complicada que debes considerar. Querrás comparar varias tiendas para el mismo producto antes de tomar una decisión. 15 ml de aceite esencial de rosa de Damasco pueden ser vendidos entre $300 a $700. Existen alternativas con precios más elevados, pero solo quieres comprar aquellos que garanticen que obtendrás el mejor valor por su dinero. Los precios también pueden variar dependiendo del país de origen, por ejemplo, las tiendas minoristas de sándalo de la India ofrecen un precio de unos $150 por onza o 30ml, mientras que los productos australianos del mismo sándalo pueden venderse por $80 la onza. Los costos de envío también pueden ser importantes si tienes problemas de liquidez. Ya que algunas de las grandes tiendas en línea pueden ofrecer envío gratuito para órdenes específicas, tómalo en consideración antes de realizar la compra.

El empaque del producto también es clave. Los productos empaquetados en botellas negras, marrones u oscuras son especialmente buenos ya que sus componentes estarán protegidos adecuadamente de los efectos de deterioro de la luz solar. La presencia de oxígeno también puede afectar el color y olor de los aceites esenciales. Cuando los aceites esenciales de alta calidad son almacenados adecuadamente pueden durar entre 6 y 24 meses.

## Capítulo 4: Formas de Usar los Aceites Esenciales

Generalmente, los aceites esenciales son usados mediante la aplicación tópica o inhalación pero nunca por ingesta, excepto en casos extremos que, por supuesto, deben estar guiados por un médico o personal médico con licencia.

Inhalar un aceite esencial ayuda a equilibrar las actividades en el lado derecho e izquierdo del cerebro. También estimula la producción y distribución de ciertas hormonas hacia otras partes del cuerpo. Cuando se aplica de forma tópica sobre la piel, el aceite esencial alcanza el torrente sanguíneo y finalmente llega a las partes específicas del cuerpo a las que está destinada a sanar. La especificidad de los aceites esenciales significa que se activan y tienen mejor compatibilidad cuando están en contacto con hormonas específicas, partes del cuerpo o sistema. Por tanto, un producto podría solo funcionar para los tejidos musculares, algunos para la médula ósea y así sucesivamente.

# Formas Adecuadas de Aplicar los Aceites Esenciales

Generalmente los aceites esenciales son suaves y con un efecto natural, ayudando a los usuarios a reducir los síntomas del estrés, músculos adoloridos, fatiga mental y muchas otras condiciones. Pero todo esto es posible únicamente cuando se usan o aplican en la forma correcta. Por tanto, el uso inadecuado puede desencadenar episodios de reacciones alérgicas y otros efectos secundarios negativos. Esto es común si, por ejemplo, se aplica un aceite esencial diluido directamente sobre la piel. Esto puede resultar en salpullido, quemaduras, llagas dolorosas o algún tipo de irritación. Una forma común de evitar estos efectos secundarios es diluir dichos productos en crema o aceite no graso según se desee. Adicionalmente, se deben conservar fuera del alcance de los niños ya que obviamente causarán más daño en pieles sensibles cuando se aplican sin diluir.

Se debe evitar que los aceites esenciales lleguen a los ojos, nariz u oídos ya que pueden causar irritación. Si se aplica de manera tópica, usar guantes de látex podría evitar que los dedos la absorban en exceso. Algunos aceites esenciales son sensibles al sol, y no deben aplicarse si después irás a broncearte. Los aceites esenciales cítricos son ejemplos clásicos en esta categoría e incluyen aceites como el aceite de pomelo y aceite de bergamota.

Podría ser útil probar un aceite esencial en la piel por cualquier reacción adversa al momento de elegir el producto adecuado. Simplemente vigila cualquier efecto negativo después de frotar una pequeña cantidad en la mano y esperar 24 horas.

## Métodos de Inhalación

La inhalación es una de las pocas formas en que se pueden usar los aceites esenciales. Además de ser más conveniente y fácil de usar, también garantiza que la potencia y efectividad del aceite esencial no se pierda cuando es usado en aromaterapia. Aquí presentamos algunas formas de inhalar el aroma de los aceites esenciales.

- Olfateo directo
Esta es la forma más rápida y sencilla de inhalar los aromas de los aceites esenciales. Se realiza olfateando desde un frasco abierto o usando un perfume que contenga el aceite esencial mezclado con un portador.

- Manos ahuecadas
Para una inhalación más intensa, puedes colocar algunas gotas en las palmas de tus manos. Ahueca las manos sobre tu nariz inhalando lentamente el aceite y exhalando de la misma forma mientras te aseguras de mantener la boca cerrada.

- Método de difusión

En Difusión, posiblemente el método de inhalación más completo, el aceite es difundido en el aire usando difusores como un cuenco calentador eléctrico o un cuenco de cerámica calentado con velas. Otras opciones incluyen un vaporizador, un nebulizador, un inhalador de mecha, un humidificador, un aspersor, un atomizador con mechas de repuesto, una almohada o sobre de lino, un popurrí o incluso un difusor de varias cañas. Cualquiera sea el método de difusión que elijas usar, algunas gotas de aceite combinadas con agua o vapor será todo lo que necesites para obtener los beneficios terapéuticos deseados de los aceites esenciales.

## Aplicación Tópica

Las varias formas de aplicar los aceites esenciales de manera tópica incluyen:

- Masaje de cuerpo completo

La aplicación tópica mediante un masaje de cuerpo completo es una de las formas más comunes de aplicar los aceites esenciales sobre la piel. Para el alivio específico de alguna dolencia, el masaje con aceite puede estar dirigido a los puntos de reflexología ubicados en las palmas de las manos y en las plantas de los pies. Puedes masajear las sienes si experimentas dolor de cabeza mientras que los problemas abdominales se pueden aliviar mediante la aplicación de un masaje localizado para relajar los músculos involucrados en la digestión.

- Agua de baño combinada con aceite esencial

Un enfoque más tranquilo, agua de baño o Jacuzzi tratado con un aceite esencial ayuda a aliviar el cuerpo y ofrece una sensación relajante después de un masaje de cuerpo entero.

- Al combinarlo con productos para la piel

Otra forma de aplicar los aceites esenciales de manera tópica es combinar el aceite elegido con un acondicionador, champú, limpiador facial, humectante o loción. Esto crea una combinación que impulsa una piel libre de imperfecciones mientras mantiene bajo control cualquier condición inflamatoria.

## Diluyendo

Con diluir, nos referimos a agregar gotas específicas de un aceite esencial, de tres a cinco gotas, en una cucharadita de loción o aceite portador. Esta proporción debe, sin embargo, ser disminuida en el caso de productos para el cuidado del rostro. Para los baños en bañera, disolverlo en aceite vegetal, miel o leche líquida o en polvo son formas confiables de garantizar que el aceite esencial se disperse uniformemente y no se acumule en una región.

## Mezclando

Una buena práctica es hacer tu investigación y tener una lista confiable de tres aceites esenciales que servirán a tu necesidad. Lo siguiente es experimentar con ellas para obtener la receta perfecta que contenga las cantidades adecuadas de tus aceites elegidos antes de finalmente combinarlos en una mezcla única. Elegir solo tres aceites esenciales y un portador o aceite base garantiza que puedas identificar cualquier problema rápidamente y arreglarlo inmediatamente. Por tanto, puedes agregar o retirar loa aceites uno a la vez a medida que conoces los aceites esenciales. Una mezcla de 5 aceites, como máximo, debería ser suficiente para el uso terapéutico.

# Capítulo 5: Precauciones Generales de Seguridad

Las precauciones de seguridad aquí incluidas no son exhaustivas ya que los aceites esenciales tienen características específicas y por tanto precauciones únicas de uso. Se proporcionan más precauciones de seguridad específicas en los siguientes capítulos. Para preguntas o solicitudes adicionales, no dudes en consultar a tu médico o aromaterapeuta profesional.

- La regla de oro es evitar usar el aceite esencial directamente sobre la piel cuando están en su estado "puro" o sin diluir. Sin embargo, los aceites de árbol de té y lavanda son excepciones notorias a esta regla, pero por supuesto, solo después de que la experimentación con los parches de prueba haya sido exitosa ya que algunas personas con piel excesivamente sensible pueden reaccionar a estos aceites, aun cuando son conocidos en la aromaterapia como los aceites más suaves.
- La administración de la prueba de parches en la piel es crítico antes de usar un aceite esencial por primera vez.
- Los aceites esenciales no deben ser usados oralmente, excepto cuando ha sido indicado por, y en presencia de un médico o practicante médico con licencia.
- Los aceites esenciales deben mantenerse alejados del fuego ya que son altamente inflamables.
- Si entra en contacto con partes sensibles como los ojos, debes lavar el aceite esencial mediante irrigación, usando una solución salina isotónica y estéril por unos 15 minutos. Si la reacción o el dolor persisten debes consultar a un profesional de la salud.
- Mantén todos los aceites esenciales fuera del alcance de los niños.
- Hinojo, romero e hisopo han sido reportados como problemáticos para pacientes con epilepsia y por tanto debes evitarlo si padeces esta condición.
- Los niños pequeños y los adultos mayores deben tomar dosis

182

más bajas de aceites esenciales ya que pueden reaccionar negativamente a algunos aceites, especialmente al eucalipto y menta, ya que se han reportado problemas respiratorios en usuarios ubicados dentro de ese rango de edad. Y aunque puedan parecer suaves, solo una cantidad mínima, por ejemplo, una gota en el agua del baño o ½ gota por onza de aceite portador de lavanda o neroli generalmente es tolerada.

- Los pacientes con cáncer pueden usar solamente aceites esenciales como manzanilla, bergamota, jengibre, lavanda e incienso diluidos suavemente, mientras que deben evitar el anís y el hinojo.

- Se aconseja a las personas que se están sometiendo a sesiones de quimioterapia no utilizar aceites esenciales para evitar efectos adversos.

- Las personas con hipertensión no deberían usar aceites esenciales de menta, pimienta negra, hisopo, clavo, salvia, romero y tomillo.

- Los pacientes con presión arterial baja también deben evitar el aceite de lavanda.

- Las personas con tendencia a mostrar reacciones alérgicas a las nueces deben mantenerse alejadas de los aceites portadores de maní o almendras. Una mejor alternativa es usar aceites de canola (sin GM), girasol y cártamo.

- Las mujeres embarazadas deben mantenerse alejadas de los aceites esenciales hasta las semana 18 de gestación. Esto es más importarte aún si tiene un historial de abortos espontáneos. Sin embargo, los aceites esenciales pueden ser usados en dosis bajas en el segundo trimestre pero deben ser formulados por un aromaterapeuta experto o un profesional de la salud.

## Capítulo 6: Doce Aceites Esenciales Relajantes

# Bergamota

Una fruta cítrica predominante cultivada en Calabria, Italia, la Bergamota tiene un sabor agrio pero su cáscara es sorprendentemente similar al limón y dulce, con una fragancia suave y refrescante. Aunque ha sido cultivada en varios lugares de Estados Unidos y Sur América, la Bergamota italiana lidera el grupo en todas sus ramificaciones. El aceite verde o amarillo obtenido de la bergamota ha sido ampliamente usado en la elaboración de perfumes y colonias así como en la producción del té Earl Grey donde mejora el aroma único de la bebida. Apodado el aceite "soleado", la bergamota proporciona un gran efecto calmante pero también es energizante.

Esta fruta es efectiva en el tratamiento de fiebre y un amplio rango de condiciones de la piel como psoriasis, eczema, acné, herpes y piel grasa. Además, funciona bien para la cistitis y muchas infecciones del tracto urinario. Aunque es un buen estimulante del apetito, también ayuda a perder peso.

Los ricos beneficios antidepresivos de la Bergamota garantizan que sea un régimen útil para combatir la ira, la ansiedad, el alivio del estrés o cualquier Trastorno Afectivo Estacional (TAE).

## Precauciones:

- No debe usarse sobre la piel sin diluir o "puro." La Bergamota puede aplicarse sobre la piel cuando ha sido diluida en una loción, un aceite portador o agua de baño.
- La Bergamota es altamente sensible al sol, y por lo tanto no debe usarse en un lapso de 12 horas antes de la exposición solar para evitar efectos adversos. Sin embargo, el aceite de

Bergamota etiqueto como 'Libre de Bergapteno' o 'Bergamota FCF' no supone ningún problema para la piel si es usado antes de la exposición al sol.

# Manzanilla

Extraída de las flores blancas, la Camomila tiene un color azul oscuro y tiene un sabor dulce y frutal con un trasfondo sutil amargo. Las flores de manzanilla secas son usadas comúnmente en la elaboración de té que tiene un efecto aromático positivamente refrescante. La manzanilla viene en diferentes variedades, pero las especies romana y alemana poseen un valor medicinal particularmente alto. Su naturaleza suave significa que es uno de los pocos aceites esenciales que pueden ser usados durante el embarazo así como en bebés y niños pequeños.

El aceite de manzanilla es un agente antiinflamatorio útil que funciona efectivamente contra los síntomas de alergias como eczema y problemas de la piel como ampollas y erupciones. La propiedad anestésica de la manzanilla garantiza una solución invaluable para migrañas, dolores de cabeza, dolores de estómago y calambres premenstruales. La manzanilla también es sedante, lo que la convierte en una excelente opción para la ansiedad, insomnio, cambios de humor, tensión nerviosa y otros desequilibrios emocionales.

Precauciones:

- El aceite de manzanilla fresco tiene un color azul, los de color verde muestran signos de deterioro y por tanto no deben ser usados.

# Salvia Claria

Esta hierba alta, también llamada salvia, viene en hojas de color verde púrpura peludas. Cuando se cocinan al vapor, los pétalos de salvia claria desprenden un aceite almizclado que viene con un tono de nuez y mejora el estado de ánimo mientras que es profundamente revitalizante y relajante.

El aceite de salvia claria es analgésico por naturaleza, y por tanto es una excelente opción para los calambres menstruales, dolores de estómago, los sofocos asociados con la menopausia y los dolores de parto. También es efectivo para dolores de cabeza y migraña y también puede ser usado para aliviar el asma. Dermatológicamente, aplicar salvia claria puede ayudar a tratar condiciones como la caspa para un cuero cabelludo brillante y saludable.

El aceite también es conocido por desencadenar propiedades similares a las "drogas", por lo tanto es un agente poderoso para los problemas del estado de ánimo como la depresión y la ansiedad. Ayuda a estimular el pensamiento creativo, promueve un sueño reparador y puede mejorar la meditación.

## Precauciones:

- Al ser un aceite esencial que mejora el estado de ánimo, la salvia claria no bebe ser usada junto con alcohol u otras drogas recreativas.
- No es adecuada para mujeres embarazadas, niños pequeños o personas menores a 18 años.

## Incienso

Original de los países africanos y del Medio Oriente y la India, el incienso tiene una resina blanca lechosa que puede someterse al vapor para producir un aceite esencial con una fragancia fresca y leñosa con tonos balsámicos y ahumados. El incienso tiene una larga historia y ha sido usado como sinónimo de purificación en rituales durante muchos siglos. El aceite de incienso tiene un efecto calmante y rejuvenecedor y ha sido usado para desinfectar y para la fijación de perfumes. Tiene fuertes propiedades dérmicas, por lo que puede revertir condiciones de la piel como arrugas, piel seca y escamosa, cicatrices y estrías. El aceite de incienso también ha sido utilizado para tratar bronquitis, asma, sinusitis, tos con flema, dolor de garganta y resfriados. El robusto aceite esencial fue utilizado en una investigación realizada en la Universidad de Connecticut en 2008 para tratar exitosamente la osteoartritis de rodilla. El aceite esencial de incienso se considera muy efectivo para ayudar a inducir la respiración profunda y lenta, eliminando los sentimientos de temor y promoviendo la fuerza emocional general. La tensión nerviosa, pesadillas, tristeza, estrés y ansiedad son otros usos del maravilloso aceite de Incienso.

## Lavanda

Otra planta beneficiosa usada en aromaterapia es la Lavanda. El aceite de lavanda se obtiene a partir de las flores púrpuras de los arbustos con hojas verdes o grises cultivadas popularmente en todo el mundo. Sin embargo, las cultivadas en Inglaterra y Francia son particularmente apreciadas. El aceite de Lavanda parecer ser incoloro o un color amarillo verdoso pálido y tiene una fragancia floral característica. Es suavemente dulce con un tono leñoso. La popularidad de la lavanda y su uso generalizado le han adjudicado el apodo de "El Aceite que Cura Todo" o la "Reina de los Aceites Esenciales." Pero no es difícil ver por qué. El aceite tiene una efectividad sublime y puede mezclarse con otras esencias para mejorar su efectividad. Se considera que el aceite de lavanda estimula la activación de la glándula pineal en el cerebro, y por tanto, ayuda a restaurar las funciones del cuerpo y las emociones. Es particularmente efectiva para proporcionar un efecto calmante, relajante y de alivio. La lavanda es usada de manera rutinaria en la producción de productos para el cuidado de la piel, así que podrías encontrar este aceite esencial en cremas y jabones así como en perfumes y limpiadores domésticos.

También es considerablemente suave; puede ser usado en bebés y niños pequeños cuando es diluido en lociones o aceites portadores. Pero eso no es todo si estás agregando al aceite de lavanda a la lista de tus 10 aceites esenciales principales. Combinado con aceite masajeador o un baño de agua, la lavanda es considerada un analgésico excelente para los espasmos musculares y dolores de cabeza. El aceite de Lavanda también puede aliviar infecciones, resfriados, bronquitis, y congestión nasal.

Este fantástico aceite puede ser usado sin diluir sobre heridas y superficies quemadas ya que acelera ligeramente el proceso de curación. ¿Quieres repeler insectos o tratar sus picaduras? ¿Y qué hay de las alergias inducidas por la picazón o el acné? Puedes usar aceite de Lavanda para tratar éstas y otras condiciones. La Lavanda también es un aceite confiable para la ira, los cambios de humor, ansiedad, insomnio e hiperactividad mientras que sus efectos calmantes aseguran un alivio inmediato si estás constantemente luchando contra los pensamientos vagos o si deseas mejorar tu perspectiva, racionalidad y calidad de la meditación.

## Precauciones:

- Aunque el aceite de Lavanda es indudablemente beneficioso, se recomienda que las madres en sus primeros tres meses de gestación abandonen el uso de la Lavanda.

# Mejorana

La espesa hierba – Mejorana – tiene hojas de color verde plateado y un manojo de pequeñas flores rosadas y blancas. Espera un aceite incoloro con un aroma cálido y picante. Los usos populares de la mejorana en el Antiguo Egipto incluyen perfumes, ungüentos, y saborizantes de alimentos. El aceite esencial también es llamado "el gran consolador" debido a sus poderosos beneficios sedantes.

Al dilatar los vasos sanguíneos, la Mejorana puede ser útil para mejorar la circulación y aliviar dolores incluyendo dolores de cabeza, migraña, rigidez articular, dolor muscular, reumatismo y los dolores de la artritis. También puede mejorar problemas digestivos como flatulencias y estreñimiento mediante sesiones de masajes abdominales usando Mejorana. La inactividad sexual inducida por el estrés puede arreglarse con este aceite esencial debido a sus magníficas propiedades afrodisiacas y sedantes.

En el extremo emocional del espectro, el aceite puede mejorar el estado de ánimo depresivo generado por el dolor o la soledad. Otras condiciones que pueden ser revertidas con el aceite de Mejorana son el insomnio, la Obsesión (OCD), Hiperactividad (ADD/ADHD) y trauma (PTS).

## Precauciones:

- Se han reportado efectos anestésicos. Por lo tanto, el aceite debe ser usado con cuidado. El uso prolongado puede causar efectos adversos en los sentidos.
- No debe ser usado durante el embarazo.

# Neroli

Conocido popularmente como azahar, el aceite de neroli, tiene un color amarillo pálido, es extraído de las fragantes flores blancas del Naranjo de Sevilla. El neroli es una tiene una fragancia floral fresca con un tono agridulce característico. Es un ingrediente usado popularmente en la producción de perfumes y cosméticos similares. Una quintaesencia de pureza e inocencia, al igual que sus flores, se cree que el Neroli ayuda a aliviar los nervios evidentes del novio o la novia. Esto se debe a sus características puras, edificantes, calmantes y ligeramente hipnóticas. La deslumbrante e impresionante fragancia es uno de los aceites esenciales más costosos. El aceite de Neroli ayuda a la regeneración celular, así que es una gran elección para las pieles secas y sensibles. También ayuda a tonificar los músculos faciales y la piel, convirtiéndola en parte esencial de muchos productos para el cuidado de la piel y aceites para masajes. Problemas abdominales como diarrea también pueden aliviarse con un masaje con aceite de Neroli.

Los aromaterapeutas profesionales colocan este aceite en la cima de sus listas para la conmoción, ansiedad crónica y decepción. El aceite de Neroli también es una solución efectiva para la desesperación, la depresión, la histeria, los ataques de pánico y el trastorno de estrés post-traumático. Haciendo retroceder estas condiciones y mejorando el optimismo la confianza y las acciones impulsadas por iniciativas.

Siendo un afrodisiaco suave, el Neroli facilita el superar la timidez o ansiedad relacionadas con la actividad sexual.

# Rosa

La Rosa es una flor con la que todos nos hemos encontrado. Pero no es solo su belleza e impresionante elegancia lo que nos cautiva. Los pétalos de rosa son una fuente increíble de aceites esenciales que proporcionan numerosos beneficios. Aunque existen muchas especies de esta flor, la Rosa de Damasco, Centifolia o Francesa son excepcionalmente útiles en la aromaterapia. Un producto de destilación de agua, la "Rosa de Damasco" es fácilmente el aceite esencial más caro que puedes encontrar en el mercado, vendido alrededor de los $500 y $1,400 la onza. También puedes cobrar una gota de "Rosa de Damasco" entre $1.25 y $4.00. El aceite tiene un color entre transparente y amarillo ligeramente pálido, presenta un aroma suave, ligero, dulce y aromático. Otra opción es la "Rosa Absoluta" que se destila con alcohol y tiene un color entre marrón y naranja con un aroma a miel profundo que es perceptiblemente más fuerte que el de la rosa de Damasco. A diferencia de la rosa de Damasco, no es tan costosa y puedes comprarla por la mitad del precio de la rosa de Damasco. Por tanto, no es poco común encontrar que algunos aromaterapeutas prefieren la rosa de Damasco, ya que creen que es superior. Sin embargo, la diferencia solo se encuentra en el olor ya que ambas tienen las mismas propiedades terapéuticas.

El aceite de Rosa tiene relevancia en varias condiciones. Al igual que otros aceites esenciales, ha demostrado ser beneficioso para la piel seca y escamosa. Se considera que un baño de masaje con aceite de rosa es particularmente efectivo para las mujeres que están luchando contra la depresión postparto, calambres premenstruales y la menopausia. El aceite también es afrodisiaco, y por lo tanto puede ayudar a revertir la ansiedad sexual y mejorar la confianza en sí mismo.

El aceite esencial de Rosa repele sentimientos de tristeza, aflicción o decepción mientras fomenta un espíritu interior más fuerte. El resultado final es un ambiente cómodo que irradia hacia adentro y hacia afuera para una mejor expresión de amor hacia los demás.

## Precauciones:

* Se recomienda a las personas con historial de abortos espontáneos mantenerse alejados de este aceite esencial durante el primer trimestre de la gestación. Sin embargo, puede ser usado sin inconvenientes durante el segundo y tercer trimestre.

# Sándalo

Las raíces y corazón del árbol de sándalo son destilados para obtener aceite de sándalo. Este árbol proporciona una de las maderas más fuertes del mundo. El aceite esencial de sándalo tiene un color amarillo entre pálido y oscuro y tiene una enorme longevidad, conservando sus propiedades y con una fragancia radiante por un periodo de tiempo muy superior a otros aceites esenciales que notablemente se habrían vuelto rancios.

El aceite tiene un sabor dulce con un aroma a madera y un toque picante, proporcionando un efecto armonizador y equilibrante para la psique, lo que le ha adjudicado su relevancia para el uso espiritual y en la meditación durante miles de años. La estimulante fragancia ha sido una gran opción en la elaboración de perfumes para hombres y mujeres. Las variedades indias del sándalo son ampliamente apreciadas. La rareza del sándalo debido a la creciente extinción ha impulsado el aumento del precio de este aceite esencial. Sin embargo, el aceite de sándalo australiano se puede adquirir por un precio más bajo que el de las alternativas indias y es considerado satisfactoriamente bueno por los aromaterapeutas profesionales.

El aceite esencial obtenido a partir del sándalo es calmante y proporciona alivio y es una de las opciones más populares para condiciones como laringitis y bronquitis. El aceite también es perceptiblemente efectivo para tratar infecciones del tracto urinario y la vejiga y también proporciona ayuda para revertir la retención de líquidos. El aceite de sándalo tiene propiedades astringentes, por lo tanto es utilizado para el tratamiento de una amplia variedad de condiciones en el cuero cabelludo. Cuando es usada en el agua de baño el sándalo promueve una sensación de relajación y ayuda a aliviar la tensión y los dolores de cabeza. También combate la agresión, tristeza y pensamiento obsesivo. Un fuerte afrodisiaco, el aceite esencial puede ser todo lo que necesitas para tratar el estrés y la impotencia inducida por la depresión.

Precaución:

- El aceite esencial es notablemente fuerte y no debe ser aplicado directamente en la piel sin diluir.

# Hierbabuena

El aceite esencial de hierbabuena es producido a partir de la destilación de las flores rosadas o lilas de la hierba, cuyas hojas son exhuberanmente verdes y pueden llegar a medir hasta 3 pies de largo. El aceite, de un color verde amarilloso, tiene un aroma a menta fresca muy similar a la menta. Pero es más suave y dulce que ésta última.

Adecuado para niños, este aceite esencial es un sabor regular en caramelos, goma de mascar, alimentos y medicamentos debido a su dulce sabor y efecto refrescante. El té de hierbabuena puede ser una bebida estupenda para la hora de dormir. Se cree que los antiguos griegos exploraron los beneficios antisépticos y refrescantes del aceite de hierbabuena incluyéndola en el agua de baño.

Una gran variedad de condiciones pueden beneficiarse del aceite esencial de hierbabuena. Algunas de ellas son enfermedades respiratorias crónicas incluyendo la sinusitis y la bronquitis. Este aceite también puede aliviar el dolor de cabeza y el dolor en el pecho. Otros problemas que pueden ser tratados mediante el uso de aceite de hierbabuena son los problemas digestivos al igual que los espasmos y problemas de tensión. Así, un masaje abdominal puede ayudar a aliviar las flatulencias, vómitos, hipo, estreñimiento y náuseas. Su efecto iluminador implica que sea útil en el blanqueamiento de los dientes mientras que mejora la salud de las encías. Si se combina con limpiadores faciales, este aceite esencial puede ayudar a cerrar los poros que de otra forma desencadenarían acné, ofreciendo a tu piel una apariencia saludable y un tono uniforme. Como muchos otros aceites esenciales, la hierbabuena es refrescante y mejora el estado de ánimo, así que puede ser útil para la depresión leve y la fatiga mental.

Precauciones:
- Aunque la hierbabuena generalmente está presente en los sabores de alimentos y medicamentos sin prescripción, no es seguro practicar la ingesta de ningún aceite esencial, incluyendo el aceite de hierbabuena, sin la debida recomendación y vigilancia de un médico profesional.
- En algunos casos, la hierbabuena puede causar irritaciones en los ojos. También puede ser problemática cuando es usada sobre pieles sensibles, incluso si ha sido diluida antes de su uso.

# Árbol de Té

Este arbusto tiene hojas de color verde amarilloso que parecen agujas. La corteza del árbol es característicamente única y es llamada comúnmente corteza de papel de debido a su apariencia blanca similar a un papel. El aceite esencial es obtenido a partir de las hojas y ramas y tiene un aroma acre y picante similar al de la nuez moscada. El aceite es de un color amarillo pálido y presenta un olor sutilmente alcanforado. El árbol de té es altamente activo contra muchas infecciones causadas por bacterias, hongos y virus, convirtiéndolo así en un producto formidable para los ungüentos de primeros auxilios. El efecto sanador y penetrante del árbol de té irradia física y emocionalmente. Debido a su naturaleza altamente activa y su suavidad, el aceite puede aplicarse sin ser diluido sobre la piel y es usado exitosamente en el tratamiento de condiciones como hongos en las uñas, erupciones en la piel, ampollas, pie de atleta, herpes, piojos, picaduras de insectos, acné y abrasiones de la piel. La incómoda infección vaginal causada por la levadura también puede tratarse mediante baños tibios de agua de árbol de té y masajes abdominales frecuentes combinados con un aceite portador.

Mediante gárgaras y la inhalación del vapor, el aceite de árbol de té puede ayudar a revertir los síntomas del dolor de garganta y el resfriado. También puede ser usado para mejorar la resistencia a la sinusitis, bronquitis y laringitis. El sistema inmune se beneficiaría de los efectos potenciadores de los masajes y baño con aceite de árbol de té. Esto es especialmente recomendable cuando sufres de una enfermedad mortífera de largo plazo como la mononucleosis infecciosa causada por el virus Epstein - Barr. El dolor de la culebrilla puede ser anulado aplicando árbol de té combinado con un gel de aloe vera. El fuerte y poderoso aroma del árbol de té ayuda a aclarar la mente, contrarrestar la fatiga y mejorar la concentración. Al promover la confianza y potenciar la resistencia y la fuerza, el aceite de Árbol de Té lubrica la mente y posiciona al cuerpo para una curación más rápida.

## Precauciones:
- No debe ser usado en exceso. El agua de baño con un máximo de gotas es suficiente. 2% en lociones o aceites para masajes tampoco debería presentar efectos adversos.
- Podría tener efectos irritantes, especialmente cuando se aplican sobre pieles sensibles.

# Ylang-Ylang
Indonesia es hogar de las grandes flores tropicales del árbol de Cananga a partir de las cuales se deriva el aceite esencial de ylang-

194

ylang. "Ylang-ylang" en malayo se traduce como "flor de flores." El aceite esencial tiene una apariencia transparente, con un color amarillo pálido y una fragancia de almendras extremadamente dulce y una nota exótica y balsámica. El olor es excepcionalmente cautivador y sedante, y por lo tanto hace que el aceite esencial de ylang-ylang sea básico en la fabricación de perfumes y confiterías. El grado más alto del aceite es llamado "ylang-ylang extra," y por lo general es la primera opción para ser usada en la aromaterapia.

Aunque el ylang-ylang es usado para una gran cantidad de condiciones, las más prominentes son hipertensión, respiración rápida y palpitaciones cardiacas inusuales. Sin embargo, el aceite esencial también es usado en la elaboración de productos para el cuidado de la piel y del cabello donde es usado para tratar el exceso de grasa. Es un afrodisiaco potente, un masaje abdominal o inguinal usando ylang-ylang puede ayudar a revertir la frigidez y la impotencia.

El efecto calmante lo hace bueno para aliviar el estrés. El aceite esencial puede ser usado para superar sentimientos de ira, frustración, tristeza, y problemas emocionales más intensos como el estrés post-traumático. Al ayudar a promover la tranquilidad y la paz interior, el ylang-ylang ayuda a la meditación consciente, y fomenta el pensamiento creativo. Agregar algunas gotas del aceite esencial en el agua de baño mejorará el estado de ánimo y relajará la mente, lo que es invaluable en el tratamiento de trastornos del sueño como el insomnio.

## Precaución:

- Debe ser usado en pequeñas cantidades. El uso extensivo por un largo periodo de tiempo puede desencadenar náuseas y dolores de cabeza. Los efectos negativos, sin embargo, pueden evitarse mezclando el ylang-ylang con bergamota o neroli.

## Capítulo 7: Los Aceites Esenciales Básicos

# Albahaca

La albahaca es una hierba aromática con pequeñas flores blancas y hojas de color amarillo verdoso. También llamada "albahaca santa" o "albahaca dulce," el aceite esencial de esta hierba tiene un color amarillo pálido con un ligero aroma a menta dulce y una fragancia frutal y picante. El aceite de albahaca es muy similar al aceite de romero, pero es notablemente más sutil que éste último. Es un estimulante suave y potencia los sentidos para una mejor resistencia. Los indios creen que la hierba de albahaca ayuda a proteger a los espíritus y casas de los habitantes, por ello el crecimiento de su popularidad como una planta doméstica.

Combinado con aceite de masajes, la albahaca actúa como un fuerte antiespasmódico, ayudado a aliviar las tensiones musculares y promoviendo los espasmos digestivos. Estos beneficios hacen del aceite de albahaca un producto favorable para las mujeres que experimentan calambres menstruales o congestión en el pecho. El cansancio físico causado por una enfermedad debilitante de largo plazo puede ser remediado con aceite de albahaca. Por lo tanto es un buen trampolín cuando se necesita una buena ráfaga de energía.

Al mejorar el pensamiento rápido, el aceite de albahaca puede estimular mejor la consciencia mental e impulsar la buena toma de decisiones. Es un verdadero aceite esencial para combatir la depresión, el cansancio físico o los sentimientos de hastío y letárgicos. El aceite de albahaca también ayuda a descongestionar la mente antes de la meditación.

## Precauciones:
- No debe ser usado durante el embarazo o por personas con piel hipersensible.
- No es adecuado para usuarios menores a 16 años.

- Debe ser usado en pequeñas cantidades sin exceder el 2% (6 gotas por ½ onza) de loción o aceite portador.
- El uso prolongado y la aplicación sin diluir puede causar efectos adversos.

## Hoja de Canela

El aceite esencial de Canela es obtenido a partir de las hojas del árbol de canela. Mientras que la corteza de canela tiene una fuerte fragancia y produce un aceite esencial marrón rojizo oscuro, es particularmente irritante para la piel, y obviamente no es la primera opción para usar en la aromaterapia. Sin embargo, el aceite esencial derivado de la hoja de canela es muy aromática y tiene una fragancia dulce y picante que es ligeramente similar a la pimienta y el clavo, excepto que es más aguda y fuerte.

La canela es usada popularmente como un saborizante para las comidas y también tiene gran relevancia en medicina El aceite esencial obtenido a partir de la hora es inspirador y estimulante. El aceite de canela es sublime para el resfriado e infecciones bacterianas cuando se usa con un vaporizador o difusor. También ayuda a acelerar la recuperación cuando se trata de enfermedades respiratorias. La canela, usada en masajes abdominales, puede revertir los síntomas de la mala digestión, flatulencias y los síntomas de la gripe. El aceite también es útil para aliviar la rigidez o los dolores de la artritis cuando se usa para masajear la columna vertebral o las articulaciones. Puede ayudar a normalizar el desequilibrio emocional, convirtiéndolo en un excelente aceite esencial para aplastar sentimientos de tristeza y aislamiento mientras proporciona la chispa necesaria para las condiciones letárgicas.

## Precauciones:

- El aceite esencial de la hoja de canela no debe ser utilizado por personas con piel sensible.

- Se usa mejor en cantidades diminutas. Máximo 3 gotas en un baño de agua, o ½ onza en una loción o aceite de masajes.

# Clavo de Olor

Este árbol de hoja perenne no solo es popular por producir bayas moradas y aromáticas flores rojas; en el centro de su flores hay brotes rosados que se pueden secar al sol y procesar mediante destilación para obtener el aceite esencial de clavo de olor con una fragancia fresca y picante similar a la de la canela pero un poco menos intensa o fuerte.

El aceite es de un color amarillo pálido y rutinariamente ha sido parte integral en la elaboración de perfumes, alimentos y medicinas durante miles de años con una rica historia que data de la antigua China, Egipto y Roma. El aroma del clavo es descrito como intrigante, misterioso y levemente estimulante. Por lo tanto, el clavo es un analgésico con efecto reconfortante y calmante. Estos beneficios significan que el clavo de olor proporciona una ayuda confiable para aliviar el dolor de muelas cuando se aplica sobre el diente adolorido o el tejido de las encías. También funciona como un refrescante del aliento y proporciona alivio al dolor muscular y la rigidez de las articulaciones producidas por la artritis y el reumatismo. En cuanto a la indigestión, el aceite de clavo mejora el apetito y ofrece una solución para la indigestión, flatulencias y náuseas. Es increíblemente asombroso para la negatividad emocional inducida por una enfermedad y por lo general ayuda a vigorizar y revitalizar la mente para un día satisfactorio.

Precauciones:

- No debe ser usado en piel seca o sensible.
- No debe ser usado excesivamente para evitar efectos secundarios. El baño de agua no debe contener más de tres gotas mientras que los aceites de masajes y lociones se combinan mejor con ½ onza de aceite.

# Eucalipto

El eucalipto es extremadamente diverso con más de setecientas especies conocidas. Sin embargo, solo unas veinte de ellas son importantes en la aromaterapia, cada una con diferencias ligeras. El eucalipto de hoja perenne puede llegar a los 30 metros de altura, produciendo hojas verde oscuro a partir de las cuales se obtiene el aceite esencial. El aceite tiene una aroma característico y agudo, con un tono leñoso y balsámico. El eucalipto es ampliamente vigorizante y penetrante y está entre los pocos aceites esenciales cuya potencia crece consistentemente a medida que envejece. El eucalipto es fácilmente una opción para el tratamiento de resfriados, sinusitis y bronquitis, independientemente de si es una infección viral, bacteriana o fúngica. Puede ser utilizado mediante la inhalación de vapor para limpiar los problemas respiratorios mientras trata el dolor de cabeza, el dolor de garganta y la neuralgia.

Al ser un aceite esencial potente contra la bacteria, es usado como un desodorante y desinfectante para las habitaciones cuando se usa con un difusor o vaporizador. El aceite esencial de eucalipto es un excelente repelente de insectos y funciona bien en el tratamiento de picaduras de insectos. En el agua de baño, el aceite puede revertir los síntomas de erupciones y culebrilla, mientras que si se combina con bergamota es una solución efectiva para las ampollas y el herpes.

La característica vigorizante y purificadora significa que aleja el cansancio mental y emocional exitosamente. El "eucalipto limón" presenta una fragancia poderosa que puede ayudar a promover la agilidad mental y la concentración durante las tareas y además ayudar a aclarar la mente, permitiendo sesiones de meditación u oración efectivas.

# Geranio

Ningún aceite esencial puede obtenerse a partir del geranio de jardín ornamental. Adicionalmente, solo una de las más de setecientas variedades de geranio conocidas es relevante para la aromaterapia. Toda la planta de geranio incluyendo las hojas peludas aserradas, los ramilletes de flores de color rosa magenta o rojo son necesarios para obtener el aceite esencial, cuya fragancia es similar al limón y yerbas con reminiscencias de rosa. El aceite esencial de color verde claro es, sin embargo, más barato que el del aceite de rosa y generalmente está presente en los perfumes para hacer que el aceite de rosa sea más efectivo. El aceite tiene un aroma que proporciona un efecto armonizador, refrescante e inspirador mientras aumenta la sensación de estabilidad y seguridad.

Al estimular la corteza adrenal, el geranio es conocido por revertir el desequilibrio hormonal que puede presentar varios problemas en las mujeres con síntomas de menopausia y calambres menstruales. El geranio también tiene propiedades antisépticas que lo hacen invaluable para la desintoxicación linfática o para ayudar en las heridas menores de la piel. Su efecto embellecedor está basado en la regulación de las glándulas cutáneas y el estancamiento de la producción excesiva de aceite, que son activamente problemáticos, causando acné y otros problemas de la piel.

El geranio ayuda a promover una mejor circulación que puede ser útil para el funcionamiento óptimo del sistema urinario. Cuando se usa en aceites para masajes, el geranio puede ser usado de manera rutinaria para reducir la celulitis. Puede ayudar a repeler insectos y funciona efectivamente como un ambientador. El aceite de geranio es emocionalmente beneficioso y ayuda a combatir la depresión, los cambios de humor, la ansiedad y el nerviosismo, así como el estrés y la fatiga.

## Jasmin

Un arbusto en flor, el Jazmín tiene lindas hojas verdes y flores blancas de las cuales se deriva el aceite mediante la extracción por solventes para obtener un "Jazmín absoluto" – la única forma de aceite esencial de jazmín. El aceite de color naranja oscuro tiene una fuerte fragancia con un tono dulce a miel. Pero se requieren muchas flores de jazmín para producir una cantidad decente de Jazmín absoluto. Se requieren alrededor de mil libras de flores de jazmín para obtener 4.5 gramos de absoluto. Así que es comprensible que sea uno de los aceites más costosos del mercado. El Jazmín emite su aroma más fuerte durante la noche, y de ahí es que ha sido apodada popularmente como "la reina de la noche." El aceite es ligeramente hipnótico pero seguramente es eufórico, liberador y revitalizante. No es de extrañar que sea la primera opción de perfumes de muchos usuarios.

Pero eso no es todo sobre el Jazmín. Además de perfumar bien y mantenerse fuerte en los perfumes, también funciona de manera excelente en el departamento de la piel ayudando a rejuvenecer y dar un aspecto vibrante. Agregado al agua tibia, el Jazmín absoluto puede ser usado para combatir efectivamente la rigidez en las articulaciones, espasmos musculares y episodios sostenidos de esguinces de ligamentos. También es reproductivamente beneficioso para ambos géneros, ya que puede ser usado en masajes abdominales y en la espalda para reducir los dolores de parto y las molestias que pueden ocurrir con el alargamiento de la próstata. Un fuerte efecto afrodisiaco lo posiciona para ayudar a estimular el vigor y las pasiones para una familia más feliz.

La sólida naturaleza estimulante la convierte en un antidepresivo estimulante que puede devolver la confianza y el buen sentido del juicio a las personas que sufren de problemas letárgicos y de indecisión. Por lo tanto, combate el pesimismo, aniquila el miedo y descarta la paranoia, dando como resultado final un pensamiento elevado con emociones positivas mejoradas.

# Limón

La cascara de la fruta del limón produce el aceite esencial cuando se prensa en frío. El aceite esencial de limón tiene un color verde amarilloso pero es distinto al "limón-petitgrain," "bálsamo de limón" o "citronela," que tiene diferentes beneficios para la aromaterapia debido a sus propiedades características. El aceite de limón desprende una esencia dulce a cascara de limón fresca, sin embargo, es más fuerte y duradera. El aceite de limón con frecuencia está presente en la elaboración de perfumes, los productos de cuidado personal así como en los limpiadores domésticos. También tiene relevancia en la medicina y es una adición popular en los saborizantes de alimentos. El aceite de limón viene con un aroma refrescante, vigorizante y purificador.

El aceite esencial es ideal para la desintoxicación de los sistemas respiratorios, circulatorios y linfáticos. Además en bueno para limpiar las heridas y puede ser usado para el tratamiento del dolor de garganta y resfriados debido a sus propiedades antibacterianas. Un neutralizador de ácidos, el aceite de limón es, además, fantástico para la gota y neutraliza la acidez excesiva del estómago. También puede ser usado para tratar el reumatismo. Cuando se incluye en los productos para el cuidado de la piel, el limón revierte la piel opaca y grasosa, mientras limpia las manchas oscuras y las venas varicosas. Cuando se agrega al champú o para enjuagar el cabello después del lavado, el limón realza el brillo para un cabello deslumbrante. Un baño de aceite de limón puede ayudar a la recuperación de la fatiga mental o ayudar a recuperar el vigor después del agotamiento sostenido de la actividad física. El aceite de limón mejora la toma rápida de decisiones y libera la mente de cualquier cosa que le impida concentrarse, convirtiéndolo así, en un aceite ideal para usar antes de la meditación.

Precauciones:

- El aceite de limón es particularmente sensible a la luz, y por lo tanto no debe ser aplicado 24 antes de la exposición al sol
- Debe ser evitado por personas con piel sensible.
- Debe ser usado en cantidades mínimas. No más de tres gotas en el baño de agua. El aceite de masajes o loción no debe contener más de ½ onza de aceite de limón.

# Pachulí

Las hojas de Pachulí son largas, peludas y suaves. Para obtener el aceite esencial de Pachulí, primero se secan las hojas y después son fermentadas por varios días antes de la destilación. Esto termina con la producción de un aceite esencial de color naranja oscuro cuya fragancia es característicamente picante y leñosa, con una presencia ahumada y balsámica. Un fuerte agente usado en la elaboración de perfumes, el pachulí también es un buen desodorante y además es empleado para repeler las polillas de las alfombras y telas tejidas. El aceite también es afrodisiaco, y por tanto equilibra y rejuvenece el vigor sensual.

Varias anomalías de la piel pueden ser revertidas mediante la aplicación del aceite esencial de pachulí. Algunas de estas condiciones son piel grasa, dermatitis, caspa y pie de atleta. Es particularmente útil para la renovación de la piel y ayuda a ocultar cicatrices con sus propiedades regenerativas.

Un excelente repelente para insectos, el aceite de pachulí también puede ser usado para las mordeduras de serpientes. El aceite esencial ayuda a tratar problemas sexuales pertinentes incluyendo la impotencia masculina y la frigidez en las mujeres.

Sus beneficios emocionales la vuelven excelente para la ansiedad, ira, nerviosismo y otros desequilibrios emocionales. Los pensamientos negativos pueden iniciar estados de ánimo depresivos y confusión que pueden llevar a una vacilación y procrastinación prolongada, sin embargo, estos también pueden ser revertidos con el pachulí. También es usado para remediar los problemas de fantasías episódicas y abstinencia de drogas fuertes como el tabaco.

# Menta

La planta de menta produce puntas floreadas y hojas suaves a partir de las cuales se destila el aceite de menta. El aceite es virtualmente incoloro y tiene un olor fuerte y penetrante. La historia de la menta data de miles de años cuando fue explorado popularmente por los antiguos griegos y egipcios. Esto no ha afectado su distribución al día de hoy, aunque ha obtenido una popularidad masiva alrededor del mundo, y es usada comúnmente como saborizante de alimentos, dulces, gomas de mascar, y en drogas sin prescripción. El olor acre característico viene del mentol, que tiene una presencia predominante en cantidades que oscilan entre el 50% al 80%. La menta es altamente refrescante, energizante y genera una sensación de alivio. Ha sido usada ampliamente para ayudar a aliviar dolores de cabeza debido a sus propiedades analgésicas.

Varios problemas digestivos también responden bien al masaje abdominal con aceite de menta. Algunas de estas condiciones incluyen diarrea, síndrome de intestino irritable, estreñimiento, flatulencias, cinetosis, espasmos en el colon y náuseas. Debe ser aplicado con un aceite portador en las sienes, frente y cuello para aliviar dolores de migraña. Los dolores de artritis, espasmos en las piernas, dolores musculares y calambres menstruales pueden mejorar mediante un masaje con aceite de menta.

El aceite esencial también puede ser usado como un expectorante o descongestionante si es masajeado en el pecho para aliviar la bronquitis, resfriados, tos, asma y sinusitis. El aceite de menta también es un antiviral confiable, ayudando a eliminar el herpes y la gripe. Las infecciones del hongo de la levadura y el pie de atleta también pueden beneficiarse del aceite de menta. Cuando se usa como un antiséptico, el aceite esencial puede ser útil para prevenir la caries dental, el mal aliento y las enfermedades de las encías. La inhalación del aceite de menta aumenta la lucidez, mejora la claridad mental y garantiza que la concentración llegue a su punto máximo. Por lo tanto, la menta combate la fatiga mental así como los sentimientos de apatía e inseguridad.

## Precauciones:

- Se pueden experimentar reacciones alérgicas cuando se usa sobre pieles sensibles. Así, nunca debe ser usado puro, sino en combinación con una loción, aceite portador o el baño de agua.
- La menta no debe ser usada por niños menores de cinco años ya que existe la probabilidad de desarrollar reacciones adversas debido al mentol.

# Aguja de Pino

El pino escocés puede ser popularmente reconocido por sus corteza roja, también tiene conos, ramas y hojas en forma de aguja de las cuales se deriva el aceite esencial. La aguja de pino es, sin embargo, la fuente preferida para la producción del aceite esencial usado en la aromaterapia. El aceite transparente produce un aroma fresco, con una fragancia balsámica y una sutil sensación de aguarrás. El aceite derivado del pino ha sido ampliamente utilizado en limpiadores, jabones, y desodorantes por igual debido a sus fuertes propiedades antisépticas. Un baño de sauna garantiza su efecto vigorizante y energizante.

El aceite esencial es ideal para liberar los pulmones de flema. También tiene beneficios respiratorios adicionales que lo hacen ideal para condiciones como sinusitis, resfriados, fiebre del heno y bronquitis. Es fuerte para combatir muchos otras infecciones bacterianas y virales. Cuando es vaporizado, el aceite de pino puede generar alivio a los pacientes de asma mientras también desinfecta el aire.

En las lociones de masajes, el aceite de pino puede ayudar a tratar lesiones desarrolladas mediante la práctica de deportes como la tensión muscular debido al esfuerzo excesivo y esguinces. Se cree que el baño con aceite de pino puede ayudar en el tratamiento de la cistitis y estimular suavemente la función de la vejiga débil o renal proporcionando beneficios diuréticos. También es una buena adición para el tratamiento de la celulitis mediante el masaje.

El aceite esencial de pino ayuda a aliviar los síntomas de la fatiga al igual que el cansancio mental generado por la tensión e irritabilidad. Una difusión de aire de aceite de pino aporta un aura de confianza, perdón y aleja los sentimientos de culpa, proporcionando un ambiente mejorado adecuado para la meditación.

## Precaución:
- Puede causar irritación en la piel incluso si está diluido, especialmente en las personas con piel sensible.

# Romero

El aceite esencial se deriva de las flores azules del arbusto de Romero. El aceite resultante es incoloro y fino y presenta un aroma herbal con un matiz de alcanfor y bálsamo, asegurando que el romero tenga un olor fresco y medicinal. Históricamente se ha considerado que el romero ayuda a crear una forma de proteccion contra las energías y emociones negativas. En consecuencia, es usado en funerales y bodas con este propósito. Sin embarto es usado comercialmente en la preparación de productos para el cuidado de la piel.

Al igual que con el resto de los aceites esenciales, existen muchos beneficios para el uso del aceite de romero. Para los principiantes, se puede agregar algunas gotas de aceite de romero en el acondicionador, el champú o el agua del enjuague para estimular el cuero cabelludo, ayudando así a eliminar la caspa y promover el crecimiento de un cabello fuerte. En los productos faciales, el aceite de romero es usado para revitalizar y rejuvenecer, asegurando que la piel opaca vuelva a la vida rápidamente. Un masaje de cuerpo completo con aceite de romero ayudará a mejorar la circulación y a controlar la rigidez en las articulaciones, por lo tanto, combate el dolor muscular, la neuralgia, los espasmos, la artritis, la gota y el reumatismo.

El aceite es fantástico para ser usado en la prevención de infecciones transmitidas por el aire. El Romero es considerado el aceite esencial más importante cuando buscas mantener y mejorar la función cerebral ya que mejora la estabilidad mental, aumenta la fuerza emocional y ayuda en la recuperación del estrés emocional, la confusión y la negatividad que generalmente se experimenta cuando se sufre de un equilibrio mental deficiente. También mejora la memoria y es por ello que generalmente lidera las listas de los estudiantes y escritores ya que mejora la visión intuitiva, aumenta el pensamiento creativo y ordena la mente de cualquier impedimento para el flujo libre de la energía mental. También se considera que el aceite de romero ayuda al pensamiento práctico y facilita un mejor enfoque para resolver los problemas emocionales, físicos y espirituales. Es otro aceite esencial invaluable para enfocar la mente antes de la meditación.

Precaución:

- No debe ser usado durante el embarazo o por pacientes que padezcan de fiebre o epilepsia

# Tomillo

El aceite esencial de este frondoso arbusto se extrae a partir de las hojas y de las flores superiores blancas. Se conocen más de 150 especies de tomillo, de las cuales el "tomillo rojo" es la más poderosa, y tiene un color marrón rojizo o naranja. El tomillo rojo se aplica mejor en la aromaterapia mediante la difusión área y tiene una alta concentración de ácido carbónico que puede causar irritación en la piel si es usado de otra manera. Sin embargo, existe una variedad más sutil en el "tomillo linalol" que es un líquido fino, de color amarillo pálido que puede ser usado en la piel después de diluirlo en el agua de baño o en un aceite portador.

Se puede comprar una destilación múltiple de tomillo rojo llamada "aceite esencial de tomillo blanco" producido por algunos fabricantes y que es más amigable con la piel.

Cualquiera sea la variedad, todas las variedades de tomillo parecen tener un olor idéntico aunque el tomillo rojo es particularmente más acre. El tomillo rojo también tiene un aroma dulce, picante y sutilmente medicinal. El aceite proveniente del tomillo fue usado principalmente en las antiguas civilizaciones de Roma, Egipto y Grecia. El aceite era usado esencialmente en baños, aceites de masajes, quemadores, desinfectantes y ambientadores debido a sus características purificadoras, energizantes, fortalecedoras y re-equilibrantes.

El aceite de tomillo también es importante para combatir las infecciones virales y bacterianas, además estimula la producción de glóbulos blancos en la sangre y en consecuencia hace que el sistema inmune sea más resistente a infecciones, previniendo los dolores de garganta, resfriados y gripe.

Al mejorar la producción de glóbulos rojos, el aceite de tomillo asegura que el oxígeno se distribuya más rápidamente hacia todas las partes del cuerpo, haciendo así que el cuerpo se sienta refrescado y revigorizado. El aceite es útil para mejorar el apetito que generalmente disminuye en las personas enfermas. El aceite de tomillo es usado para ayudar en la digestión y para solucionar problemas de estreñimiento. El efecto se expande en un cuerpo magníficamente energizado y un sistema fuertemente equilibrado. También puede revertir la pérdida de vigor debido a la fatiga, la impotencia masculina y la frigidez sexual.

## Precauciones:

- El tomillo tiene muchas variedades, sin embargo, no deben ser usadas durante el embarazo ni por personas con problemas de hipertensión.
- El tomillo rojo no debe ser usado en ningún caso como aceite de masajes o agregado al agua de baño. También es mejor evitar el uso en niños.

# Capítulo 8: Spa Casero Y potenciadores de Belleza

La aromaterapia puede apoyar tu salud y bienestar, pero su efecto es más agradable cuando es usado en el cabello, cutis, piel, uñas y para el cuidado general del cuerpo. Los aceites esenciales no solo huelen bien. También aportan mejoras notables en tu apariencia. Elaborar tus propias cremas, lociones, bálsamos y otros artículos de cuidado personal es una forma de garantizar que los productos que usas contienen solo ingredientes naturales, incluyendo aceites esenciales puros. Si todavía no tienes una tienda de alimentos naturales donde comprar, busca una en tu área. Encontrarás ingredientes como jabón de castilla, agua de rosa, Manteca de cacao cruda, miel cruda, y glicerina vegetal en la tienda de tu vecindario, Mercado público, o tienda de alimentos naturales (en las grandes ciudades, prueba Whole Foods o Trader Joe's).

# **<u>Astringente</u>**

Para una piel grasa, combinada o propensa al acné, usa aceite esenciales con un efecto astringente. Coloca algunas gotas de este astringente en una mota de algodón y aplícala sobre el rostro, poniendo un cuidado especial en la zona T.

- 2 onzas de agua de rosa
- 1 onza de avellano de bruja
- 2 gotas de aceite esencial de sándalo
- 1 gota de aceite esencial de ciprés

1. Vierte el agua de rosas en una botella de vidrio de 3 onzas.

2. Agrega el avellano de bruja, seguido por los aceites esenciales de sándalo y ciprés y bate bien.

3. Deja la solución en reposo por 36 horas.

4. Bate la solución nuevamente, y viértela en un filtro de café para eliminar los aceites que se encuentran encima de la mezcla.

5. Descarta el filtro, y vierte la solución restante nuevamente en la botella.

# Bolas de Baño

Arroja dos de ellas en el agua de baño para deleitar a tus hijos o para consentirte un poco. Una cesta o envase de estas pequeñas maravillas aromáticas también son una linda adición para un estante o tocador de baño.

- ½ taza de ácido cítrico
- 1 taza de bicarbonato de sodio
- ¾ taza de maicena
- ¼ taza de sal de Epsom
- 10 a 15 gotas de aceite esencial (buenas opciones: jazmín, lavanda, pachulí, vainilla e ylang-ylang)
- 6 gotas de el colorante alimenticio de tu preferencia
- 2 onzas de agua

1. Mezcla el ácido cítrico, bicarbonato de sodio, y maicena, y pásalos por un cedazo o tamízalos para asegurarte de que están bien mezclados.

2. Agrega la sal de Epsom, y mezcla bien.

3. Agrega el aceite esencial y el colorante alimenticio a los ingredientes secos, usa tus dedos para descomponer los grumos.

4. Rocía ligeramente la mezcla con agua para humedecerla. Si usas demasiada agua, la mezcla burbujeará y se expandirá.

5. Moldea la mezcla húmeda en bolas redondas del tamaño de un huevo.

6. Coloca las bolas en sobre una hoja de hornear y déjalas secar durante la noche.

7. Almacena las bolas de baño en un lugar accesible para un baño relajante.

# Sales de Baño

Solo se necesitan unos minutos para crear tus propias sales de baño y puedes almacenarlas en contenedores atractivos para exhibirlos en tus estantes de baño.

- 3 tazas de sal marina
- 3 cucharaditas de aceite portador de coco
- 6 gota de aceite esencial de cedro
- 6 gotas de aceite esencial de camomila
- 4 gotas de aceite esencial de salvia claria
- 4 gotas de aceite esencial de jazmín

1. Vierte la sal en un contenedor de cerámica o vidrio.

2. Rocía el aceite portador sobre la sal 1 cucharadita a la vez, mezclando después de cada rociada para evitar que se aglutine.

3. Agrega los aceites esenciales de cedro, manzanilla, salvia claria y jazmín, y mezcla bien.

4. Almacena las sales en un contenedor con una tapa hermética, y agrega una taza a un baño corriente.

# Mantequilla Corporal

Es fácil y rápido preparar tu propia mantequilla humectante corporal. Si la combinación de esencias de vainilla, almendra, coco y cacao te parece muy dulce, reemplaza la manteca de cacao con manteca de karité y usa aceite esencial de jazmín o ylang-ylang. Esta receta rinde alrededor de 3 tazas.

- 1 taza de manteca de cacao cruda
- ½ taza de aceite de coco
- ½ taza de aceite de almendra dulce
- 6 gotas de aceite esencial de vainilla

1. Coloca la Manteca de cacao y el aceite de coco en un envase de vidrio o cerámica.

2. Coloca el envase en una olla a fuego lento, y deja que los ingredientes se mezclen.

3. Retira el envase del fuego y déjalo enfriar por 30 minutos.

4. Agrega el aceite de almendra dulce y el aceite esencial de vainilla para enfriar la mezcla.

5. Enfría la mezcla en el congelador por 20 minutos.

6. Usando una batidora eléctrica o un procesador de alimentos, bate los ingredientes combinados hasta que parezcan una mantequilla.

7. Coloca la mantequilla corporal en un frasco de vidrio, y almacénalo en el refrigerador entre cada uso.

# Tratamiento de Cutícula

Para una lujosa sensación de tratamiento de belleza sin la costosa manicura, mezcla un poco de este baño suavizante.

- ¼ taza de aceite de almendra dulce
- 2 cucharaditas de aceite de semilla de albaricoque
- 5 gotas de aceite esencial de geranio
- 2 gotas de aceite esencial de rosa

1. Vierte los aceites de almendra dulce y semilla de albaricoque, después los aceites esenciales de geranio y rosa, en una botella de vidrio de color oscuro, y mezcla bien.

2. Agrega algunas gotas de la solución en un contenedor con agua tibia.

3. Sumerge tus manos por 10 minutos.

# Limpiador Facial

Puedes usar este limpiador natural todos los días para aclarar y tonificar tu piel. Es una combinación que también es potente contra el acné. Busca el jabón líquido de castilla en una tienda de alimentos naturales.

- 1 taza de agua filtrada
- ¼ taza de jabón líquido de castilla
- 5 cucharaditas de aceite de jojoba
- 2 cucharadas de miel fresca
- 15 gotas de aceite esencial de limón
- 1 cucharada de aceite esencial de árbol de té

1. Vierte el agua en un envase de vidrio o cerámica.

2. Agrega el jabón de castilla en el agua.

3. Agrega el aceite de jojoba y miel, seguido por las esencias de limón y árbol de té, y mezcla suavemente.

4. Vierte la mezcla en un dispensador para jabón de espuma, y bate antes de usar.

# Acondicionador para el Cabello

Esta receta es para cabellos normales. Si tienes el cabello graso, usa abedul o salvia en lugar de lavanda. Para cabellos secos, usa geranio o milenrama en lugar de limón.

- 2 onzas de agua
- 2 onzas de vinagre blanco
- ½ cucharadita de glicerina vegetal
- 3 gotas de aceite esencial de romero
- 2 gotas de aceite esencial de lavanda
- 2 gotas de aceite esencial de limón

1. En una botella de vidrio de color oscuro, agrega el agua, vinagre y glicerina vegetal.

2. Agrega los aceites esenciales de romero, lavanda y limón y mezcla bien.

3. Lava tu cabello, y enjuaga cuidadosamente.

4. Vierte el acondicionador en el cabello húmedo y péinalo.

5. Deja el acondicionador para obtener mejores resultados o enjuaga después de 1 minuto.

# Bálsamo Labial

Olvídate de las ceras a base de petróleo elaboradas industrialmente. Usa cera de abejas, manteca de karité, y aceites portadores para mantener tus labios suaves y evitar que se agrieten. Lo mejor de todo es que puedes elegir la esencia. Esta receta produce suficiente bálsamo labial para llenar 7 tubos (de 0.15 onzas). Asegúrate de que los tubos tengan tapas.

- ½ onza de cera de abejas
- 2 cucharaditas de aceite de oliva o jojoba
- 2 cucharaditas de aceite de coco
- 1 cucharadita de manteca de karité o cacao
- ½ cucharaditas de aloe vera puro
- ¼ cucharadas de aceite de vitamina E
- 5 a 7 gotas de eucalipto, menta, hierbabuena, vainilla u otro aceite esencial

1. Combina la cera de abejas, el aceite portador de oliva y coco, y la manteca de karité en un envase de vidrio o cerámica.

2. Lleva una olla con agua a punto de ebullición, y deja hervir a fuego lento.

3. Coloca el envase en el agua hirviendo y revuelve la mezcla hasta que se derrita.

4. Retira el envase del fuego y agrega el aloe vera, aceite de vitamina E, y aceite esencial de eucalipto.

5. Vierte la mezcla en tubos de 0.15 onzas y deje enfriar completamente

*EVITA LOS CÍTRICOS.

Siempre que elabores un bálsamo o brillo labial, evita usar pomelo, limón, lima, naranja, mandarina y otros aceites cítricos. Ellos son fotosensibles, así que reaccionarán con la luz solar u otra fuente de luz del espectro ultravioleta, como la luz de la cama de bronceado, causando quemaduras o manchas oscuras en tus labios.

# <u>Brillo Labial (Transparente)</u>

La adición de la lanolina, el lubricante natural encontrado en la lana de las ovejas, ofrece una capa de protección para tus labios y un acabado brillante para tu lápiz labial. Esta receta produce suficiente brillo para llenar 4 envase de media onza. Asegúrate de que los envases tengan tapa.

- ½ onza de cera de abejas pura
- 1 cucharada de aceite de oliva o de jojoba
- 2 cucharadita de aceite de coco
- 1 cucharadita de Manteca de karité
- ½ cucharadita de aceite de ricino
- ½ cucharadita de lanolina
- ½ cucharadita de aloe vera pura
- ¼ cucharadita de aceite de vitamina E
- 5 a 10 gotas de menta, árbol de té, vainilla, u otro aceite esencial

1. Combina la cera de abejas, los aceites portadores de oliva o coco, Manteca de karité, aceite de ricino, y la lanolina en un envase de vidrio o cerámica.

2. Lleva una olla de agua a punto de ebullición, y deja a hervir a fuego lento.

3. Coloca el envase sobre el agua hirviendo, y observa cuidadosamente hasta que la cera de abejas y los aceites se hayan derretido.

4. Retira el envase del fuego y mezcla el aloe vera, el aceite de vitamina E, y el aceite esencial de menta.

5. Vierte la mezcla en latas y deja que el brillo se enfríe antes de colocar las tapas.

# Mascarilla

Para las pieles grasosas no hay nada como una mascarilla facial para disolver el exceso de grasa y eliminar las células muertas. Para las pieles secas, sustituye los aceites esenciales por 10 gotas de sándalo, 5 gotas de rosa y 3 gotas de pachulí. Si tu piel no es ni seca ni grasa, usa 10 gotas de lavanda, 5 gotas de manzanilla, 3 gotas de aceite esencial de limón. Recuerda siempre mantenerte alejada del sol al menos 12 horas después de usar aceites fotosensibles.

- 3 cucharadas de harina de maíz
- 3 cucharadas de almendras crudas recién molidas
- 10 gotas de aceite esencial de lavanda
- 5 gotas de aceite esencial de bergamota
- 3 gotas de aceite esencial de salvia claria
- 2 a 3 cucharadas de agua

1. En un envase de vidrio o cerámica, mezcla la harina de maíz y las almendras molidas con los aceites esenciales de lavanda, bergamota y salvia claria.

2. Agrega el agua 1 cucharada a la vez para formar una pasta.

3. Aplica la mascarilla directamente en tu rostro, usando un movimiento circular para remover las células muertas de la piel.

4. Deja que la mascarilla se seque y endurezca (unos 10 minutos).

5. Enjuaga tu rostro con agua tibia

# **Hidratante**

Despierta la piel seca y envejecida con este rico brebaje.

- ½ onza de cera de abejas
- 4 onzas de aceite portador de almendras dulces
- 21 gotas de aceite esencial de geranio
- 12 gotas de aceite esencial de pachulí
- 6 gotas de aceite esencial de rosa de Damasco
- 3 onzas de agua

1. Combina la cera de abejas y el aceite portador de almendras dulces en un envase de vidrio o cerámica.

2. Lleva una olla de agua a punto de ebullición, y deja hervir a fuego lento.

3. Coloca el envase en el agua hirviendo y observa cuidadosamente hasta que la cera de abejas y el aceite se hayan derretido.

4. Retira el envase del calor y déjalo enfriar a temperatura ambiente.

5. Agrega los aceites esenciales de geranio, pachulí, y rosa de Damasco a la mezcla fría.

6. Vierte el agua en una licuadora con un agujero en la tapa.

7. Con la licuadora en alta velocidad, agrega lentamente la mezcla de cera y aceite en un chorro constante a través de la abertura hasta que el contenido de la licuadora forme una emulsión cremosa.

8. Vierte la emulsión en una jarra de vidrio, y cierra la tapa.

9. Conserva el humectante en el refrigerador entre usos.

# Aceite para el Crecimiento de las Uñas

A la hora de dormir, dale a tus uñas un poco de ánimo durante la noche con esta aplicación nutritiva y estimulante.

- 2 gotas de aceite esencial de lavanda
- 1 gota de aceite esencial de mirra
- 1 gota de aceite esencial de menta
- 1½ cucharadas de aceite portador de almendras dulces

1. Agrega los aceites esenciales de lavanda, mirra y menta en un envase de vidrio o cerámica. Mezcla con el aceite portador de almendras dulces.

2. Vierte la mezcla en una botella de vidrio oscuro que cierre herméticamente, y conserva la botella en el refrigerador entre usos.

3. Usando un hisopo de algodón, aplica la mezcla una vez al día antes de dormir.

# Exfoliante

Un buen exfoliante a base de sal para todo el cuerpo exfoliará tu piel y le dará un brillo sedoso. Prueba esta sencilla receta exfoliante que puedes usar libremente en la ducha. Para una textura menos áspera, agrega un poco de sales finas hasta obtener la consistencia deseada.

- ½ taza de sal marina gruesa
- ⅓ taza de aceite portador de semillas de uva  o de jojoba
- 1 cucharada de lavanda seca
- 15 gotas de aceite esencial de lavanda

1. Combina la sal con el aceite portador de semillas de uva en un envase de vidrio o cerámica.

2. Agrega la lavanda seca y el aceite esencial de lavanda y mezcla bien.

3. Usando una toalla y aproximadamente 1 onza de la mezcla, frota tu piel y luego enjuaga.

*ADVERTENCIA CON LA SAL.

Si te es familiar la frase frotar sal en las heridas, entonces ya sabes lo que ocurre si usas este exfoliante cuando tienes una herida abierta o un dolor en cualquier parte de tu cuerpo – arderá como loco.

# Champú

¿Qué podría ser más tentador que miel y coco como limpiadores naturales para el cabello? Prueba este champú desarrollado por Nina Nelson del blog Shalom Mama. Podrás encontrar el jabón de castilla líquido en una tienda de alimentos.

- ½ taza de jabón de castilla líquido
- ¼ taza de leche de coco enlatada
- ¼ taza de miel
- 2 cucharadas de aceite portador de coco
- 1 cucharada de aceite de vitamina E
- 30 gotas de aceite esencial de naranja silvestre
- 20 gotas de aceite esencial de lavanda

1. Combina el jabón, la leche de coco, la miel, el aceite portador de coco, y el aceite de Vitamina E en un contenedor de vidrio o cerámica con tapa.

2. Agrega los aceites esenciales de naranja silvestre y lavanda.

3. Cierra el contenedor, bate bien para mezclar uniformemente.

4. Usa esta mezcla como lo harías con cualquier otro champú.

# Tónico

Tensa y refresca tu piel después de lavarla y antes de humectarla usando esta combinación pura de agua de rosa y aceites esenciales. Para pieles grasas, usa aceites esenciales de bayas de enebro y rosa de Damasco en lugar de aceites esenciales de manzanilla y geranio. Coloca algunas gotas de este tónico en una mota de algodón y frótala sobre tu rostro, poniendo especial cuidado en la zona T.

- 3 onzas de agua de rosa
- 1 gota de aceite esencial de manzanilla
- 1 gota de aceite esencial de geranio

1. Vierte el agua de rosa en una botella de vidrio de 4 onzas.

2. Agrega los aceites esenciales de geranio y manzanilla y sacude bien.

3. Deja que la loción repose por 36 horas.

4. Bate la mezcla y vierte la solución a través de un filtro de café para eliminar los aceites que se encuentra encima de la mezcla.

5. Desecha el filtro y vierte la solución restante en la botella.

# Capítulo 9: Tu Botica Personal

¿Qué aceites esenciales deberías tener a mano para ti y tu familia?

Esta guía de referencia rápida de más de 15 aceites te ayudará a ensamblar tu botica personal. Te dice para qué sirve cada aceite, cómo usarlo, con qué sirve si quieres crear una mezcla, y con qué debes tener cuidado si estás embarazada o estás planeando pasar un tiempo en el sol, o si tienes alguna dolencia o condición médica particular. En resumen, esta guía es todo lo que necesitas para convertirte en un consumidor bien informado de los poderosos y versátiles aceites esenciales.

Este capítulo se centra específicamente en los aceites esenciales puros y simples, no en la variedad de productos mezclados disponibles en casi todos los proveedores de aceites esenciales. Antes de elegir cualquiera de estas mezclas – muchas de las cuales son promocionadas mediante brillantes testimonios en los sitios web del distribuidor, o los representantes de ventas con largos discursos, asegúrate de saber exactamente qué aceites incluyen.

Las mezclas están pensadas para ayudar a acelerar el alivio de una dolencia (o varias), pero frecuentemente contienen aceites que no necesitas para ese propósito. Al igual que no mezclarías un puñado de píldoras y las tragarías sin saber lo que estás tomando, ten cuidado al usar mezclas que contienen ingredientes que no necesitas.

Y al igual que con todos los aceites esenciales, consulta con tu médico antes de usar cualquier producto para asegurarte de que no reaccionará con las medicinas que tomas. Conviértete en un consumidor informado y toma el camino más seguro para el bienestar general.

# Pimienta Inglesa

También conocida como aceite de pimiento, pimienta o pimienta de Jamaica, este aceite amarillo-marrón tiene un aroma similar al clavo de olor – cálido, picante y vigorizante. Procede de las Indias Occidentales y Suramérica, y es producido a partir de las hojas de la planta o frutas mediante la destilación por vapor.

PARA QUÉ SE USA

- Calambres
- Depresión
- Flatulencias
- Indigestión y náuseas
- Neuralgia
- Estrés
- Tensión

CÓMO SE USA

- En un quemador o vaporizador
- En una mezcla de aceites para masajes

ACEITES COMPLEMENTARIOS

- Geranio
- Jengibre
- Lavanda
- Naranja
- Pachulí
- Ylang-ylang

QUE HAY QUE TENER EN CUENTA

El aceite de pimienta inglesa puede causar irritación en la piel y se sabe que irrita las membranas mucosas, así que úsalo solamente en bajas concentraciones.

**\*Puede causar irritación en la piel**

# **Anís**

Este aceite acre, también conocido como comino dulce, huele a regaliz y no está relacionado con la estrella de anís. Se solidifica a bajas temperaturas, así que puedes calentarlo con tus manos para devolverlo a su estado líquido. Ahora cultivado en Europa, África y los Estados Unidos, el anís es original del Medio Oriente y fue usado en la Antigua Grecia; Roma y Egipto. También es usado en licores y cremas dentales, ya que es un refrescante del aliento en la India. El aceite es producido a partir de las semillas de la planta y los frutos secos mediante la destilación por vapor.

PARA QUÉ SE USA

- Artritis
- Bronquitis
- Catarro
- Cólicos
- Calambres
- Flatulencias
- Resaca
- Indigestión
- Migraña y otros tipos de dolores de cabeza
- Dolor muscular
- Estrés
- Tensión
- Vértigo
- Tos ferina

CÓMO SE USA

- En estado puro (sin diluir) debe aplicarse en un pañuelo
- En un vaporizador o difusor

ACEITES COMPLEMENTARIOS

- Comino
- Cardamomo

227

- Cedro
- Cilantro
- Eneldo
- Hinojo
- Petitgrain
- Palisandro
- Mandarina

QUE HAY QUE TENER EN CUENTA

Las mujeres embarazadas deben evitar el aceite de anís. El anetol en el aceite de anís puede causar dermatitis, así que el aceite de anís no debe ser usado sobre la piel. Usa el aceite de anís moderadamente – demasiado anís puede disminuir la circulación y causar congestión cerebral.

**\*No usar durante el embarazo**

**\*No usar sobre la piel**

# Albahaca

Un aceite ligero y picante con notas verdes claras, la albahaca es cultivada a lo largo de Europa y los Estados Unidos y es una hierba muy conocida en muchas cocinas. Es originaria del sur de Asia y las islas del pacífico, y es considerada sagrada para el Krishna y Visnú, dos deidades hindúes. El aceite de albahaca es producido a partir de las hojas y flores de la planta mediante la destilación por vapor.

PARA QUÉ SE USA

- Acné
- Alergias
- Artritis
- Asma
- Bronquitis
- Estreñimiento
- Gota
- Picaduras de insectos
- Problemas menstruales
- Migraña y otros tipos de dolores de cabeza
- Náuseas y vómitos
- Trastornos nerviosos

CÓMO SE USA

- En un baño
- En un vaporizador

ACEITES COMPLEMENTARIOS

- Bergamota
- Pimienta negra
- Comino
- Cedro
- Clavo de olor
- Hinojo
- Geranio

- Jengibre
- Pomelo
- Lavanda
- Limón
- Citronela
- Mejorana
- Melisa
- Neroli
- Geranio rosa
- Verbena de menta verde

QUE HAY QUE TENER EN CUENTA

Demasiado aceite de albahaca puede tener un efecto estupefaciente. No debe ser usado en niños menores a 16 años. Debido que puede estimular el flujo menstrual, las mujeres embarazadas deben evitar el aceite de albahaca. El aceite de albahaca pude irritar la piel.

**\*No usar durante el embarazo**

**\*Puede actuar como un sedante**

**\*Puede causar irritación en la piel**

**\*No es seguro para niños menores de 16 años**

# **Laurel**

También conocido como *laurel dulce, laurel mediterráneo*, este aceite tiene un aroma dulce-picante. Esta planta es nativa de las Indias Occidentales, Venezuela, y las Guayanas, pero la mayoría de ellas hoy en día vienen de Marruecos y España. El laurel fue popular en la Antigua Roma, donde presentaban a los campeones olímpicos con coronas de laurel para simbolizar sabiduría y protección. El aceite es producido a partir de las hojas de la planta mediante la destilación por vapor.

PARA QUÉ SE USA

- Artritis
- Problemas circulatorios
- Resfriados y gripe
- Diarrea
- Pérdida o adelgazamiento del cabello
- Neuralgia
- Dolor muscular
- Infecciones cutáneas

CÓMO SE USA

- En un vaporizador o difusor
- En una mezcla de aceites de masaje
- En el baño

ACEITES COMPLEMENTARIOS

- Cedro
- Cilantro
- Eucalipto
- Geranio
- Jengibre
- Lavanda
- Limón
- Naranja

- Rosa
- Romero
- Tomillo
- Ylang-ylang

QUE HAY QUE TENER EN CUENTA

Ten cuidado al usar el aceite de laurel en tu piel, ya que puede ser irritante. Las mujeres embarazadas deben evitar el aceite de laurel.

**\*No usar durante el embarazo**

**\*Puede causar irritación en la piel**

# Benjuí

Este aceite resinoso recibe muchos nombres —*benzoína, luban jawi,* y *Benjamin*, por ejemplo. Con un dulce aroma que evoca a la vainilla, el benjuí ha sido por mucho tiempo un ingrediente del incienso. El aceite es extraído a partir de la resina de un árbol que crece en Tailandia y en las islas indonesias de Java y Sumatra.

PARA QUÉ SE USA

- Acné
- Artritis
- Bronquitis
- Sabañón
- Problemas circulatorios
- Resfriados y tos
- Depresión
- Eczema
- Dolor muscular
- Psoriasis
- Erupciones
- Tejido cicatricial
- Estrés
- Tensión
- Heridas

CÓMO SE USA

- En el baño
- En una mezcla de crema
- En una mezcla de aceites de masaje
- En un vaporizador o difusor

ACEITES COMPLEMENTARIOS

- Bergamota
- Cedro
- Canela

- Clavo de olor
- Cilantro
- Eucalipto
- Incienso
- Lavanda
- Limón
- Mirra
- Neroli
- Naranja
- Menta
- Petitgrain
- Rosa
- Sándalo
- Vetiver

QUE HAY QUE TENER EN CUENTA

No uses el aceite de benjuí en grandes cantidades – puede tener un efecto sedante.

**\*Puede actuar como un sedante**

# **Bergamota**

Original del sureste de Asia, el aceite de bergamota tiene una esencia fresca y cítrica y es uno de los aceites esenciales más populares. La planta de la que se extrae ahora es cultivada en Europa, Costa de Marfil, Marruecos, Túnez y Argelia. El aceite puede ser obtenido mediante el prensado enfrío de la corteza o a través de la destilación por vapor de la cáscara de la fruta.

PARA QUÉ SE USA

- Anorexia
- Ansiedad
- Cistitis
- Depresión
- Infecciones
- Psoriasis y eczema
- Estrés
- Tensión
- Infecciones del tracto urinario
- Heridas y cortes

CÓMO SE USA

- En el baño
- En una mezcla de crema (para heridas, cortes, y condiciones de la piel)
- En una mezcla de aceites de masaje
- En un vaporizador o difusor

ACEITES COMPLEMENTARIOS

- Albahaca
- Benjuí
- Pimienta negra
- Cajeput
- Semilla de zanahoria
- Cedro

- Manzanilla (Alemana)
- Manzanilla (Romana)
- Citronela
- Salvia claria
- Cilantro
- Ciprés
- Eneldo
- Incienso
- Geranio
- Jengibre
- Pomelo
- Helicriso
- Jazmín
- Baya de enebro
- Lavandín
- Lavanda
- Mejorana
- Neroli
- Nuez moscada
- Naranja
- Palma rosa
- Pachulí
- Petitgrain
- Geranio rosa
- Romero
- Palisandro
- Salvia
- Sándalo
- Mandarina
- Tomillo
- Vetiver
- Ylang-ylang

## QUE HAY QUE TENER EN CUENTA

El aceite de bergamota se obtiene mediante el prensado en frío y es un aceite fotosensible, así que no debes usarlo si esperas estar en el sol en las 12 horas siguientes a la aplicación, y nunca agregues aceite de bergamota a un bronceador o protector solar. El aceite obtenido mediante el prensado en frío  no dura mucho tiempo, así que debe ser usado en seis meses.

**\*Evite la exposición al sol 12 horas después de su uso**

**\*Puede causar irritación en la piel**

**\*Use en un lapso de seis meses de la fecha de compra**

# **Pimienta Negra**

Un agudo y fuerte olor, con tonos picantes, el aceite de pimienta negra viene principalmente de Singapur, India y Malasia. El aceite es producido mediante la destilación por vapor del fruto inmaduro de la planta—los granos de pimienta negra.

PARA QUÉ SE USA

- Anorexia
- Artritis
- Problemas circulatorios
- Resfriados y gripe
- Estreñimiento
- Agotamiento
- Fiebre
- Indigestión
- Dolor muscular

CÓMO SE USA

- En el baño
- En una mezcla de crema
- En una mezcla de aceites de masaje
- En un vaporizador o difusor

ACEITES COMPLEMENTARIOS

- Albahaca
- Bergamota
- Casia
- Salvia claria
- Clavo de olor
- Cilantro
- Hinojo
- Incienso
- Geranio
- Jengibre

- Pomelo
- Lavanda
- Limón
- Lima
- Nuez moscada
- Naranja
- Salvia
- Sándalo
- Mandarina
- Ylang-ylang

QUE HAY QUE TENER EN CUENTA

El aceite de pimienta negra puede irritar la piel. Demasiado aceite de pimienta negra puede sobrecargar los riñones. Las mujeres embarazadas deben evitar el aceite de pimienta negra.

**\*No usar durante el embarazo**

**\*Puede causar irritación en la piel**

# Cajeput

También conocido como *cajuput, kayaputi, madera blanca, y árbol de té llorón,* el cajeput tiene un aroma suave y es considerado un repelente efectivo contra piojos y pulgas. El árbol crece en las llanuras costeras malasias, y el aceite es producido a través de la destilación por vapor de las hojas y ramas del árbol.

PARA QUÉ SE USA

- Acné
- Artritis
- Asma
- Bronquitis
- Resfriados
- Cólicos
- Problemas digestivos
- Fiebre
- Infecciones
- Laringitis
- Dolor muscular
- Psoriasis
- Sinusitis
- Infecciones del tracto urinario
- Vómitos

CÓMO SE USA

- En el baño
- En una mezcla de crema
- En una mezcla de aceites de masaje
- En un vaporizador o difusor

ACEITES COMPLEMENTARIOS

- Angélica
- Bergamota
- Clavo de olor

- Geranio
- Lavanda
- Tomillo

QUE HAY QUE TENER EN CUENTA

En altas concentraciones, el aceite de cajeput puede irritar la piel. También puede irritar las membranas mucosas.

**\*Evita el contacto con las membranas mucosas**

**\*Puede causar irritación en la piel**

# Comino

El suave y picante aceite de comino viene de una planta que crecía originalmente en Asia Menor pero ahora se encuentra en el norte de Europa, Rusia y África. También es conocida como *meadow cumin*, y es usada como un agente saborizante que data desde el antiguo Egipto.

PARA QUÉ SE USA

- Acné
- Asma
- Bronquitis
- Moretones
- Cólicos
- Tos
- Flatulencias
- Comezón
- Problemas de lactancia
- Problemas menstruales
- Fatiga mental
- Nerviosismo
- Problemas del cuero cabelludo
- Problemas estomacales
- Infecciones del tracto urinario

CÓMO SE USA

- En el baño
- En una mezcla de crema
- En una mezcla de aceites de masaje
- En un vaporizador o difusor

ACEITES COMPLEMENTARIOS

- Anís
- Albahaca
- Casia

- Cilantro
- Eneldo
- Incienso
- Jengibre
- Lavanda
- Naranja

QUE HAY QUE TENER EN CUENTA

En alta concentraciones, el aceite de comino puede irritar la piel.

**\*Puede causar irritación en la piel**

# Semilla de Zanahoria

La conocida planta invasora Encaje de la Reina Ana nos da el aceite de semilla de zanahoria, con su aroma terroso y muchas propiedades útiles. El aceite es producido a partir de las semillas secas de la planta mediante la destilación por vapor.

PARA QUÉ SE USA

- Artritis
- Bronquitis
- Edema
- Gripe
- Gota
- Problemas hepáticos

CÓMO SE USA

- En el baño
- En una mezcla de crema o loción
- En una mezcla de aceites de masaje
- En un vaporizador o difusor

ACEITES COMPLEMENTARIOS

- Bergamota
- Naranja agria
- Cedro
- Geranio
- Pomelo
- Lavanda
- Limón
- Lima
- Naranja
- Geranio rosa
- Mandarina

## QUE HAY QUE TENER EN CUENTA

Aunque generalmente se considera segura, las mujeres embarazadas deben evitar usar el aceite de semilla de zanahoria.

**\*No usar durante el embarazo**

# **Casia**

También conocida como *corteza de casia* y *canela china*, la casia es usada frecuentemente como una especia en polvo para curry en la India, donde se ha ganado el nombre de canela falsa. El aceite esencial es producido mediante la destilación por vapor de las hojas de la planta, corteza y ramitas.

PARA QUÉ SE USA

- Artritis
- Resfriados y gripe
- Cólicos
- Diarrea
- Problemas digestivos
- Fiebre
- Flatulencias
- Náuseas

CÓMO SE USA

- En un vaporizador
- En una mezcla de crema

ACEITES COMPLEMENTARIOS

- Bálsamo
- Pimienta negra
- Comino
- Cilantro
- Incienso
- Geranio
- Jengibre
- Nuez moscada
- Romero

QUE HAY QUE TENER EN CUENTA

No use el aceite de casia en una mezcla de aceites de masajes – ya que irrita la piel y las membranas mucosas. Cuando se usa el aceite de casia en una crema, mezcla no más de una gota por onza de crema para evitar irritar tu piel. Las mujeres embarazas deberían evitar el aceite de casia.

**\*No usar durante el embarazo**

**\*Puede causar irritación en la piel**

**\*Evite el contacto con las membranas mucosas**

# **Cedro**

Los antiguos egipcios crearon el primer aceite esencial a partir del cedro de Líbano, un familiar cercano del árbol de cedro. Los nativos americanos usaron el aceite de cedro en aplicaciones medicinales así como en ritos de purificación. El aceite de cedro de hoy es destilado por vapor a partir de las astillas de madera y aserrín.

PARA QUÉ SE USA

- Ansiedad
- Artritis
- Congestión bronquial
- Comezón
- Estrés
- Tensión
- Infecciones del tracto urinario

CÓMO SE USA

- En el baño
- En una mezcla de crema
- En una mezcla de aceites de masaje
- En un vaporizador o difusor

ACEITES COMPLEMENTARIOS

- Anís
- Albahaca
- Laurel
- Benjuí
- Bergamota
- Semilla de zanahoria
- Canela
- Ciprés
- Incienso
- Geranio
- Jazmín

- Baya de enebro
- Lavanda
- Limón
- Citronela
- Mejorana
- Neroli
- Pino
- Rosa
- Geranio rosa
- Romero

QUE HAY QUE TENER EN CUENTA

En altas concentraciones, el aceite de cedro puede irritar la piel. Las mujeres embarazadas deben evitar el aceite de cedro.

**\*No usar durante el embarazo**

**\*Puede causar irritación en la piel**

# <u>Manzanilla (Alemana)</u>

La manzanilla alemana, una hierba con un olor dulce y terroso, proviene de Francia, Hungría, Europa del este y Egipto. También es conocida como *manzanilla azul, manzanilla húngara,* y *manzanilla simple.* El aceite producido a partir de esta planta es azul oscuro.

PARA QUÉ SE USA

- Alergias
- Ansiedad
- Eczema
- Problemas de la vesícula biliar
- Inflamación
- Problemas hepáticos
- Síntomas de la menopausia
- Problemas menstruales
- Dolor
- Psoriasis
- Cálculos urinarios

CÓMO SE USA

- En el baño
- En una mezcla de crema o loción
- En una mezcla de aceites de masaje
- En un vaporizador o difusor

ACEITES COMPLEMENTARIOS

- Bergamota
- Salvia claria
- Geranio
- Pomelo
- Jazmín
- Lavanda
- Limón
- Rosa

- Árbol de Té
- Ylang-ylang

QUE HAY QUE TENER EN CUENTA

Debido a que puede estimular el flujo menstrual, las mujeres embarazadas deben evitar el aceite de manzanilla alemana.

**\*No usar durante el embarazo**

# Manzanilla (Romana)

La manzanilla romana, también conocida como *manzanilla inglesa*, difiere en su aroma y apariencia de la manzanilla alemana. Su fragancia evoca las manzanas, y su color es azul claro. El aceite es producido mediante la destilación por vapor a partir de las flores de hierba.

PARA QUÉ SE USA

- Dolor abdominal
- Agitación en los niños
- Asma
- Problemas de la vesícula biliar
- Fiebre del heno
- Comezón
- Síntomas premenstruales
- Psoriasis
- Erupciones cutáneas
- Heridas

CÓMO SE USA

- En el baño
- En una mezcla de crema o loción
- En una mezcla de aceites de masaje
- En un vaporizador o difusor

ACEITES COMPLEMENTARIOS

- Bergamota
- Salvia claria
- Geranio
- Pomelo
- Jazmín
- Lavanda
- Limón
- Melisa

- Rosa
- Árbol de Té
- Ylang-ylang

QUE HAY QUE TENER EN CUENTA

Debido a que estimula el flujo menstrual, las mujeres embarazadas deben evitar el aceite de manzanilla romana.

**\*No usar durante el embarazo**

# Canela

La verdadera canela, también conocida como *canela de Ceilán, canela de Madagascar*, y *canela de Seychelles*, viene de Indonesia, Sri Lanka, y la India. La mayoría del aceite de canela usado en el Occidente es destilado por vapor a partir de las hojas de la planta de canela en lugar de su corteza ya que las hojas tienen un aroma y textura más delicado. La canela en polvo usada en la cocina viene de la corteza de la planta.

PARA QUÉ SE USA

- Artritis
- Resfriados y gripe
- Problemas digestivos
- Problemas menstruales
- Infecciones Respiratorias

CÓMO SE USA

- En el baño
- En una mezcla de crema o loción
- En una mezcla de aceites de masaje
- En un vaporizador o difusor

ACEITES COMPLEMENTARIOS

- Benjuí
- Cardamomo
- Cedro
- Clavo de olor
- Cilantro
- Incienso
- Jengibre
- Pomelo
- Lavanda
- Naranja
- Romero

- Mandarina
- Árbol de Té
- Tomillo

QUE HAY QUE TENER EN CUENTA

El aceite de canela puede irritar la piel. Debido a que puede estimular el flujo menstrual, las mujeres embarazadas deben evitar el aceite de canela.

**\*No usar durante el embarazo**

**\*Puede causar irritación en la piel**

# Clavo de olor

El aroma cálido y picante que viene de los capullos del árbol de clavo es familiar entre los chefs de cocina y pasteleros en todas partes. El aceite de clavo de olor viene de Indonesia y de las Islas Melaka, donde los capullos son obtenidos de los árboles y secados para una destilación de agua. También se considera un repelente de polillas efectivo.

PARA QUÉ SE USA

- Acné
- Artritis
- Asma
- Moretones
- Quemaduras
- Cortes y rasguños
- Trastornos digestivos Dolor

CÓMO SE USA

- En una mezcla de crema o loción
- En una mezcla de aceites de masaje
- En un vaporizador o difusor

ACEITES COMPLEMENTARIOS

- Albahaca
- Benjuí
- Pimienta negra
- Cajeput
- Canela
- Salvia claria
- Jengibre
- Lavanda
- Mirra
- Naranja
- Rosa

- Sándalo
- Mandarina
- Árbol de té

QUE HAY QUE TENER EN CUENTA

El aceite de clavo de olor puede irritar la piel y las membranas mucosas, así que úsalo en bajas concentraciones. Las mujeres embarazadas deben evitar el aceite de clavo de olor.

**\*Evite el contacto con las membranas mucosas**

**\*No usar durante el embarazo**

**\*Puede causar irritación en la piel**

# Eucalipto

*Eucalipto azul* y *eucalipto común de Tasmania* son otros nombres para el eucalipto, el aceite con una fragancia que flota entre menta, hojas frescas y aire limpio. Sus propiedades similares al mentol lo convierten en una de las exportaciones más populares de Australia, donde crece el árbol de eucalipto en abundancia, y el uso del aceite varía desde la apertura del tracto respiratorio hasta la cura de úlceras.

PARA QUÉ SE USA

- Varicela
- Problemas circulatorios
- Fiebre
- Inflamación
- Malaria
- Sarampión
- Migraña y otros tipos de dolores de cabeza
- Dolores y molestias musculares
- Infecciones y dolencias respiratorias
- Artritis reumatoide

CÓMO SE USA

- En gárgaras
- En el baño
- En una mezcla de crema o loción
- En una mezcla de aceites de masaje
- En un vaporizador o difusor
- En aplicaciones en estado puro (sin diluir)

ACEITES COMPLEMENTARIOS

- Laurel
- Benjuí
- Lavanda
- Limón

- Citronela
- Mejorana
- Menta
- Pino
- Hierbabuena
- Tomillo

QUE HAY QUE TENER EN CUENTA

Las personas que sufren de hipertensión y epilepsia deben evitar el aceite de eucalipto. El uso excesivo puede causar dolores de cabeza.

**\*No lo use si sufre de epilepsia**

**\*No lo use si tiene hipertensión**

**\*Puede causar dolores de cabeza**

# **Jengibre**

El jengibre ha sido adjudicado como una planta nativa de regiones tan diversas como India, China, África, y las Indias Occidentales. Los textos Sánscritos y chinos hacen referencia al aceite de jengibre, y los antiguos griegos, romanos y árabes lo usaron para una amplia variedad de dolencias. El aceite de jengibre tiene la reputación de poseer propiedades afrodisiacas y curativas, es producido mediante la destilación por vapor de la raíz de la planta, la cual se seca con la piel y tierra ante de empezar el proceso de destilación.

PARA QUÉ SE USA

- Catarro
- Escalofríos y fiebre
- Resfriados
- Problemas digestivos
- Nauseas por cinetosis
- Sinusitis
- Ampollas
- Dolor de garganta

CÓMO SE USA

- En estado puro (sin diluir) debe aplicarse en un pañuelo
- En el baño
- En una mezcla de crema o loción
- En un vaporizador o difusor
- En una compresa caliente

ACEITES COMPLEMENTARIOS

- Pimienta Inglesa
- Albahaca
- Laurel
- Bergamota
- Naranja agria
- Pimienta negra

- Comino
- Casia
- Canela
- Clavo de olor
- Cilantro
- Incienso
- Pomelo
- Limón
- Lima
- Neroli
- Naranja
- Rosa
- Sándalo
- Mandarina
- Ylang-ylang

QUE HAY QUE TENER EN CUENTA

El aceite de Jengibre puede irritar la piel. El aceite de jengibre es un aceite fotosensible, así que no debes usarlo si esperas salir al sol después de 12 horas de haberlo aplicado, y nunca agregues aceite de jengibre a una mezcla de bronceador o bloqueador solar.

**\*Evite la exposición al sol por 12 horas después de su uso**

**\*Puede causar irritación en la piel**

## Conclusión

No tienes que ser un experto para empezar a disfrutar de los beneficios que aportan los aceites esenciales. Si no estás seguro de dónde empezar, comienza con algunos aceites simples y baratos que tengan múltiples usos. Encontrarás muchas formas de usar los aceites esenciales de limón, lavanda y menta para todo desde dolores de cabeza hasta desintoxicación del cuerpo.

Cuando te sientas cómodo con esos aceites, agrega algunos más a tu colección. Algunos de los más útiles incluyen aceites esenciales de naranja, árbol de té y romero. Al agregar estos, ampliarás tu capacidad de usar aceites esenciales y una variedad de formas.

Recuerda, una pequeña cantidad de aceites esenciales es todo lo que necesitas para hacer la diferencia. Cuando prepares las recetas y mezclas de aromaterapia recomendadas en este libro, sigue las instrucciones para combinar y usar los aceites. Usar más de lo recomendado puede tener efectos adversos. Finalmente, recuerda que no todos los aceites esenciales tienen la misma efectividad.

El mercado está inundado de muchos sustitutos baratos que en el mejor de los casos son infectivos, y en el peor de los casos dañinos. Selecciona una fuente confiable de aceites esenciales y te asegurarás de que los remedios naturales que pruebes serán tan efectivos y seguros como sea posible. Armado con un puñado de aceites esenciales poderosos y el conocimiento contenido en este libro, puedes empezar a vivir un estilo de vida más saludable y sustentable.

Lo mejor de todo es que cada una de las recetas contenidas en estas páginas son un verdadero placer, así que podrías encontrar que la vida es mucho más agradable cuando tomas la decisión de empezar a reemplazar los productos comerciales con productos naturales que puedes fabricar en casa.

www.ingramcontent.com/pod-product-compliance
Lightning Source LLC
Chambersburg PA
CBHW051716020426
42333CB00014B/1002